Christopher Vasey
Illustrationen von Sophie Lambda



# Detox

## In 4 Wochen den Körper entgiften

Aus dem Französischen von
Claudia Seele-Nyima

TRINITY

**Christopher Vasey** ist Heilpraktiker und hat sich besonders auf die Themen »Entgiftung« und »Das Säure-Basen-Gleichgewicht« spezialisiert. Er arbeitet seit über 30 Jahren in eigener Praxis, hält regelmäßig Vorträge zu naturheilkundlichen Themen und hat bereits zahlreiche Bücher zu diversen naturheilkundlichen Themen veröffentlicht. Christopher Vasey lebt in Chamby-Montreux in der Schweiz.
www.christophervasey.ch

**Wichtiger Hinweis**

Die Informationen und Ratschläge in diesem Buch wurden mit größter Sorgfalt von Autor und Verlag erarbeitet und geprüft. Sie bieten jedoch keinen Ersatz für kompetenten medizinischen Rat. Alle Leserinnen und Leser sind daher aufgefordert, selbst zu entscheiden, ob und inwieweit sie die Anregungen in diesem Buch umsetzen wollen. Eine Haftung des Autors bzw. des Verlags für Personen-, Sach- oder Vermögensschäden ist ausgeschlossen.

FSC www.fsc.org
MIX
Papier aus verantwortungsvollen Quellen
FSC® C084279

Die Originalausgabe ist erstmals 2015 bei Éditions Jouvence erschienen.
Titel der französischen Originalausgabe: Mon coach Bien-être.
Détox. 4 semaines pour purifier son corps

Umschlaggestaltung: Guter Punkt, München | www.guter-punkt.de
unter Verwendung des Originalmotivs
Satz: Kerstin Duben, München
Druck und Bindung: Print Consult GmbH, München
ISBN 978-3-95550-164-8

# INHALT

## 3. WOCHE
## MONODIÄT UND SALZREDUKTION



## 4. WOCHE
## ICH ERNÄHRE MICH SCHADSTOFFARM



## ZUM SCHLUSS

# Einleitung

Wenn wir uns müde, steif, unwohl oder sogar krank fühlen, wenn uns Vitalität, Elan und Lebensfreude abhandengekommen sind, dann ist es Zeit für eine Detox-Kur.

Aus Sicht der Naturheilkunde liegt nämlich die tiefere Ursache dafür, dass wir in schlechter Verfassung oder krank sind, in der Überlastung unseres Organismus mit Toxinen. Was können wir dagegen tun? Die wichtigste Aufgabe ist jetzt, alle schädlichen Substanzen, die Blut und Gewebe belasten, auszuscheiden – mit anderen Worten: zu entgiften.

**Hinweis**

Der Autor weist darauf hin, dass die Ansprache »Du« in diesem Buch nicht dem Original entspricht, da er sich grundsätzlich per »Sie« an die Leser wendet.

Das Buch soll den Leser auf einer ganz persönlichen Ebene ansprechen, deshalb hat der Verlag die lebendigere Ansprache »Du« gewählt.

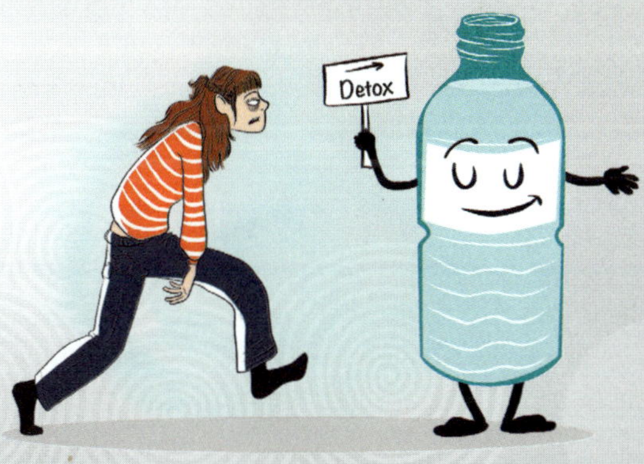

Viele Menschen möchten entgiften, wissen aber nicht, wie das geht, wo sie beginnen und wie sie vorgehen sollen. Manche wagen sich trotzdem an die Sache heran, sind jedoch nicht sicher, ob sie es richtig machen, und brechen darum ihre Kur bei der ersten Schwierigkeit oder Unsicherheit wieder ab.

Für solche Hindernisse will das hier vorgestellte Detox-Programm Abhilfe schaffen. Es erklärt dir genau, was wann zu tun ist.

Diese Detox-Kur erstreckt sich über vier Wochen - das Minimum, um die Toxine auszuscheiden, die sich seit Monaten oder Jahren im Organismus angereichert haben. Zudem ist diese Zeitspanne notwendig, um verschiedene Entgiftungstechniken einzuführen und dir genügend Zeit zu geben, dich damit vertraut zu machen.

Die Detox-Kur ist um drei große Achsen herum aufgebaut:

### ➡ 1. Stimulation der Ausscheidungsorgane

Darm, Leber, Nieren, Haut und Lunge sind die Organe, die damit betraut sind, Abfallstoffe aus dem Blut zu filtern und sie aus dem Organismus hinauszubefördern. Diese Organe sind also der obligatorische Ausgang für die Gifte. Sie zu stimulieren heißt, die Entgiftung des Organismus zu unterstützen und zu intensivieren.

### ➡ 2. Ausreichende Wasserzufuhr

Wasser ist unverzichtbar dafür, dass die Toxine im Körper transportiert und durch die Ausscheidungsorgane entsorgt werden können. Genug trinken - und sogar zeitweise über den normalen Bedarf hinaus trinken - hat eine entgiftende Wirkung.

## 3. Diät halten

Es genügt nicht, Toxine auszuscheiden, wir müssen auch darauf achten, dass nicht zu viele in den Organismus eindringen. Nun ist es so, dass wir die meisten Giftstoffe über die Nahrung aufnehmen. Dementsprechend kannst du durch neue Ernährungsgewohnheiten und Diäten die Zufuhr von Schadstoffen verringern und ihre Ausscheidung fördern.

Dieses Entgiftungsprogramm ist für jeden geeignet und auch nicht zu streng. Während der Durchführung kannst du normal deinem Beruf nachgehen. Obwohl es so einfach anzuwenden ist, sorgt das Programm dennoch zuverlässig dafür, dass der Organismus von Grund auf gereinigt wird.

Gönn dir die vier Detox-Wochen für mehr Energie und neuen Schwung!

### Etwas Begriffskunde

Der Begriff Toxin (Gift) bezeichnet streng genommen ausschließlich Abfallprodukte, die der Körper produziert (Harnsäure, Cholesterin ...). In der Praxis wird er jedoch auch für toxische Substanzen verwendet, die durch Umweltverschmutzung, Medikamente usw. in den Körper gelangen, oder für Substanzen, die wir mit der Nahrung aufnehmen, wie Herbizide, Insektizide und Nahrungsmittelzusätze.

Die **Ausscheidungsorgane** – Leber, Darm, Nieren, Haut und Lunge – sind dafür zuständig, das Blut zu filtern und Gifte aus dem Körper hinauszubefördern.

Zu den **Entschlackungs-** und **Ausleitungsverfahren** gehören zum Beispiel Heilpflanzen oder heiße Bäder. Sie regen den Prozess der Reinigung und der Ausscheidung durch die Organe an.

Das **Körpermilieu** ist der mit Flüssigkeit gefüllte Raum, in dem sich die Zellen befinden. Es setzt sich aus intra- und extrazellulärer Flüssigkeit, Lymphe und Blut zusammen. Von der Qualität dieser Flüssigkeiten hängt es ab, ob die Zellen und somit der ganze Körper gesund sind.

# 1. WOCHE

# ICH SCHEIDE TOXINE AUS UND ENTSCHLACKE

In dieser ersten Woche beginnst du mit dem Entgiften, indem du zwei Ausscheidungsorgane stimulierst: den Darm, denn er ist das Organ, das die meisten Toxine ausscheidet, und die Haut, denn sie hat eine mehrfache Ausscheidungsfunktion. Du wirst auch mehr trinken, um die Ausscheidung der Gifte wirksam zu unterstützen. Eine erste diätetische Maßnahme wird eingeführt: das Weglassen industriell verarbeiteter künstlicher Lebensmittel.

## Was ich kaufen muss:

- Faulbaum-Urtinktur 30 ml

# ICH STIMULIERE MEINEN DARM

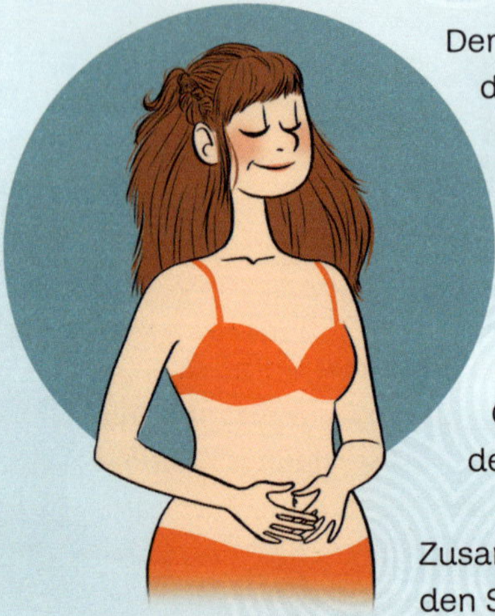

Der Darm ist das Ausscheidungsorgan, das die meisten Toxine aus dem Körper abtransportiert: Nahrungsbestandteile, die der Körper nicht verarbeitet hat oder nicht verwertet; Toxine, die von der Leber über die Galle ausgeschieden wurden, wie auch solche, die von den Geweben durch die Darmwand in den Darm eingetreten sind.

Zusammen bilden diese Abfallprodukte den Stuhl, der den Darm rasch verlassen sollte. Eine zu lange Verweildauer des Stuhls im Darm ist aus drei Gründen schädlich:

- Ein Teil der Toxine wird mit den Nährstoffen wieder aufgenommen: Es kommt zur Autointoxikation (Selbstvergiftung).
- Der Stuhl gärt und fault, was zahlreiche Gifte produziert.
- Die Abfallstoffe lagern sich an den Wänden des Dickdarms ab und sammeln sich dort in Form von Krusten und Ablagerungen, die bei manchen Menschen mehrere Kilo Gewicht ausmachen.

Ein gut funktionierender Darm entleert sich täglich. Der Stuhl ist etwas feucht und geschmeidig. Er riecht schwach und geht nicht mit Darmgasen einher. Die Ausscheidung geht leicht vonstatten; pressen ist nicht erforderlich.

Die Geschwindigkeit des Darmtransits ist ebenfalls wichtig. Die Nahrung sollte 24 bis 36 Stunden nach dem Verzehr mit dem Stuhl ausgeschieden werden. Nach 48 Stunden setzt tendenziell der Gärungs- bzw. Fäulnisprozess ein.

## Teste, wie schnell dein Darmtransit ist

Iss bei einer Mahlzeit eine ordentliche Portion Rote Bete oder Spinat. Diese Nahrungsmittel färben den Stuhl jeweils rot oder grün. Beobachte anschließend deinen Stuhl und stelle auf diese Weise fest, wie lange es dauert, bis er gefärbt ausgeschieden wird.

| | *1. Test* | *2. Test* |
|---|---|---|
| *Tag und Uhrzeit des Verzehrs* | | |
| *Tag und Uhrzeit der Ausscheidung* | | |
| *Geschwindigkeit des Darmtransits* | | |

Stelle nun fest, ob dein Darm gut funktioniert oder nicht: Beantworte folgende Fragen, indem du die entsprechenden Kästchen ankreuzt.

# Wie gut funktioniert mein Darm?

| | |
|---|---|
| Häufigkeit des Stuhlgangs | |
| ☐ 2-mal täglich | ☐ alle 2 Tage ☐ alle 3 Tage |
| ☐ 1-mal täglich | ☐ mehr Tage |
| Konsistenz: | |
| ☐ weich ☐ feucht | ☐ trocken ☐ hart |
| Geruch: | |
| ☐ schwach | ☐ stark |
| Darmgase: | |
| ☐ keine | ☐ vorhanden ☐ viele |
| Bedürfnis zu drücken: | |
| ☐ nein ☐ schwach | ☐ stark ☐ sehr stark |
| Darmtransit-geschwindigkeit: | |
| ☐ 12–24 Std. | ☐ 48 Std. ☐ länger |
| ☐ 36 Std. | |

## Analyse der Antworten:

- *Mehr Kreuze rechts vom Mittelbalken:*
  *Dein Darm ist träge bis sehr träge; die Darmtätigkeit sollte unbedingt angeregt werden.*
- *Mehr Kreuze links vom Mittelbalken:*
  *Dein Darm entleert sich regelmäßig. Ich empfehle dir dennoch, das Programm zur Darmstimulation durchzuführen, und sei es nur, um mögliche Ablagerungen hinauszubefördern, die sich dort angesammelt haben könnten.*

# Was tun, um die Darmausscheidung zu fördern?

Der Darminhalt wird durch Kontraktionen der Darmwände weiterbefördert, die mit ringförmigen Muskeln ausgestattet sind. Dadurch, dass diese Muskeln sich zusammenziehen, reduzieren sie den Platz des Inhalts und schieben ihn Richtung Ausgang. Die Wiederholung dieser Kontraktionen, die den gesamten Darm durchlaufen, nennt man Darmperistaltik.
Bei vielen Menschen sind die Peristaltikmuskeln schwach und träge. Das einfachste, effizienteste Mittel, um sie zum aktiveren Arbeiten anzuregen, ist die Verwendung von Heilpflanzen mit abführender Wirkung. Am häufigsten werden Malve, Faulbaum, Esche und Röhren-Kassie (*Cassia fistula*) empfohlen.

# Welche Pflanze?

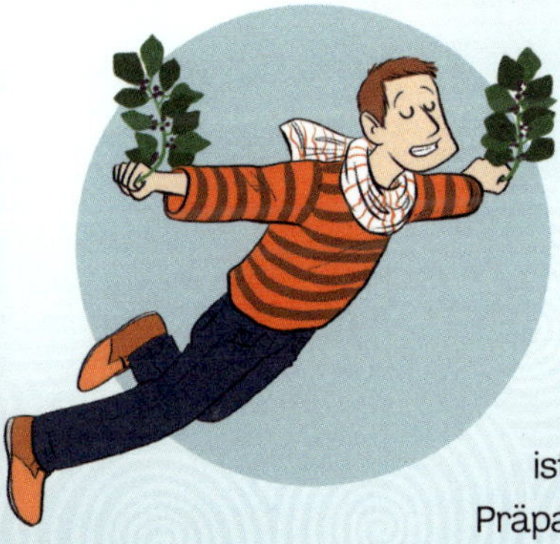

Für dieses Entgiftungsprogramm empfehle ich dir **Faulbaum** (*frangula alnus*), eine Pflanze, die sanft, aber anhaltend wirkt und im Allgemeinen gut vertragen wird. Die getrocknete Rinde dieser Pflanze wird zwar auch für Kräutertees verwendet, in Anbetracht ihres bitteren Geschmacks ist es jedoch ratsam, sie als Tinktur – ein Präparat auf Alkoholbasis – einzusetzen.

# Dosierung

Da jeder Mensch auf Heilpflanzen unterschiedlich reagiert, sollte die Dosierung individuell angepasst werden. Nimm zunächst pro Tag 3 x 15 Tropfen vor den Mahlzeiten ein. Dadurch soll erreicht werden, dass der Stuhl weicher wird und leichter ausgeschieden werden kann. Es ist normal, bei einer Entgiftungskur zwei- bis dreimal täglich leicht ungeformten Stuhl zu haben.

Falls du das Ziel mit der ersten Dosierung nicht erreichst, steigere sie täglich, bis du das gewünschte Resultat erzielst.

Nimm also am zweiten Tag 3 x 20 Tropfen ein, dann am dritten Tag 3 x 30 Tropfen usw. Verringere die Dosis, sobald der Stuhl durchfallartig wird.

Nimm die folgende Tabelle zu Hilfe, um die richtige Dosierung zu finden. Hast du sie erst einmal gefunden – das dauert etwa zwei bis drei Tage –, dann behalte sie die ganze Woche lang bei.

| **Pflanze Faulbaum** | *Wie oft eingenommen?* | *Wie viele Tropfen?* | *Wie oft Stuhlgang?* | *Ausscheidung (schwierig, leicht ...?)* |
|---|---|---|---|---|
| *1. Tag* | | | | |
| *2. Tag* | | | | |
| *3. Tag* | | | | |
| *4. Tag* | | | | |
| *5. Tag* | | | | |
| *6. Tag* | | | | |
| *7. Tag* | | | | |

## Mehr Erfahren

Der Darm ist ein langer Schlauch, der aus zwei unterschiedlichen Teilen besteht: dem Dünndarm, 5 Meter lang, und dem Dickdarm als Verlängerung, 1,5 Meter lang. Der Durchmesser des Dünndarms beträgt nur 3 Zentimeter, während der Dickdarm einen etwas größeren Durchmesser hat – zwischen 3 und 5 Zentimeter.

Jeden Tag gelangt eine beträchtliche Menge Nahrung in den Darm. Beim Verdauungsprozess wird diese in kleine Partikel zerlegt. Diejenigen, die dem Körper nützen, werden resorbiert, der Rest, also die Abfallstoffe, werden in Form von Stuhl ausgestoßen. Um diese Umwandlung bei der Verdauung durchführen zu können, sondert der Darm jeden Tag 3 Liter Darmsaft ab. Diese beträchtliche Menge an Flüssigkeit wird nicht mit dem Stuhl ausgeschieden, sondern wieder resorbiert, wenn auch nur teilweise. Der Stuhl braucht nämlich Wasser, um eine Konsistenz zu erlangen, mit der er leicht ausgeschieden werden kann. Fehlt ihm Flüssigkeit, wird er trocken, hart und schwierig auszustoßen.

Da der Darm ein Schlauch mit vielen Windungen ist, wandert der Nahrungsbrei darin nicht durch sein Gewicht weiter, sondern wird durch die Kontraktionen der Darmwände (die Darmperistaltik) weitergetrieben. Wenn die Muskeln, die für diese Aufgabe zuständig sind, zu schwach sind oder aufgrund von Ballaststoffmangel nicht genug angeregt werden, kommt der Darminhalt nur schlecht voran. Er gerät ins Stocken und bleibt zu lange in Kontakt mit den Darmwänden. Letztere werden schließlich von den Toxinen angegriffen. Durch die winzigen Verletzungen, die sich auf diese Weise bilden, wird ein Teil der Abfallstoffe, die den Körper hätten verlassen sollen, absorbiert. Diese Abfallstoffe sammeln sich im Gewebe, also im Körpermilieu, was zu einer wachsenden Vergiftung des Organismus führt.

## Kurzer Check-up

Hier schreibe ich auf, was die einwöchige Einnahme von Faulbaum bewirkt hat.

ZIEL

Ich finde die Dosierung, die ich brauche, und nehme bis zum Ende der Woche weiterhin dreimal täglich Faulbaum-Urtinktur ein.

## Ich lasse die Leber aussen vor

Während dieser ersten Woche werden wir uns noch nicht mit der Leber beschäftigen, und zwar deswegen, weil die Leber ihre Toxine in den Darm absondert. Wenn dieser nicht gut funktioniert, bleiben die Gifte im Körper und werden nicht ausgeschieden. Darum ist es besser, vor dem Stimulieren der Leber erst einmal wieder für einen guten Darmtransit zu sorgen.

## Ich trinke viel Wasser

Wasser – bzw. Flüssigkeit im Allgemeinen – ist ein wichtiger Faktor bei der Entgiftung, denn es bildet den Träger für den Transport der Toxine.

Die Zellaktivität erzeugt unvermeidlich Giftstoffe. Sie werden in die extrazelluläre Flüssigkeit und die Lymphe abgegeben. Diese Flüssigkeiten transportieren dann die Abfallstoffe zum Blut, das sie wiederum zu den Ausscheidungsorganen befördert.

Die Ausscheidungsorgane können jedoch die Abfallstoffe nicht einfach so ausstoßen, wie sie sind. Die Konzentration aggressiver, reizender Substanzen wäre zu stark für die Schleimhäute, und das würde zu Verletzungen führen. Damit die Abfallstoffe ausgeschieden werden können, werden sie mit Flüssigkeit vermischt. Das verringert die Konzentration der Ausscheidungen, sodass sie leichter weiterbefördert werden können. Jedes Ausscheidungsorgan scheidet die Gifte in Wasser verdünnt aus: die Nieren mit dem Urin, die Haut mit dem Schweiß, die Leber mit der Galle. Obwohl der Stuhl fest aussieht, besteht er zu 75 Prozent aus Wasser.

Zum Entgiften braucht der Körper also unbedingt genug Wasser. Leider befinden sich viele Menschen ständig in einem Zustand leichter Dehydrierung, denn sie trinken nicht genug. Gehörst du auch dazu?

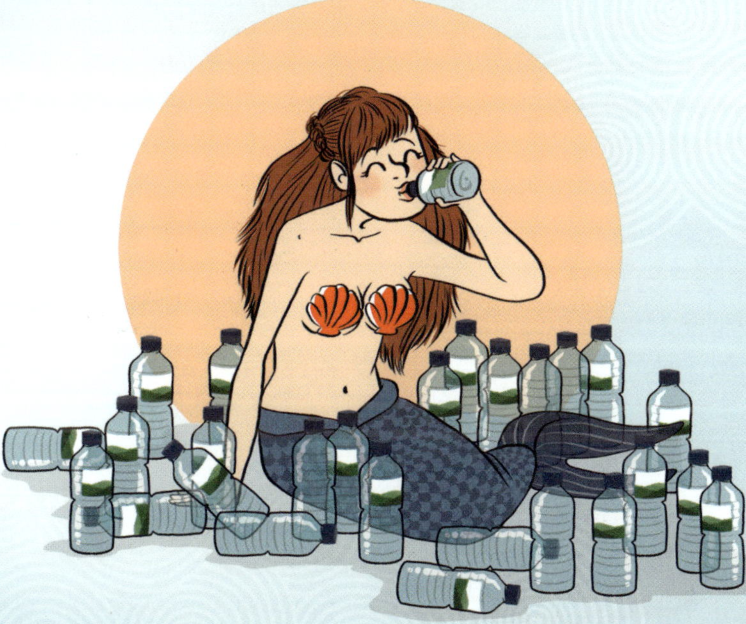

# Wie viel trinkst du am Tag?

*Um deine tägliche Flüssigkeitsaufnahme zu ermitteln, schreibe einen ganzen Tag lang jedes Mal, wenn du etwas trinkst, die Menge auf und trage das Ergebnis in die folgende Tabelle ein. Es genügt, drei Tage lang so vorzugehen.*

*Normalerweise haben wir ja immer dieselben Tassen und Gläser in Gebrauch. Da die Füllmenge darauf meist nicht angegeben ist, kannst du sie auch einmal vorab mithilfe eines Messbechers bestimmen.*

*Die Füllmenge von Getränken aus Flaschen und Tetra-Pak-Behältern ist auf dem Etikett angegeben.*

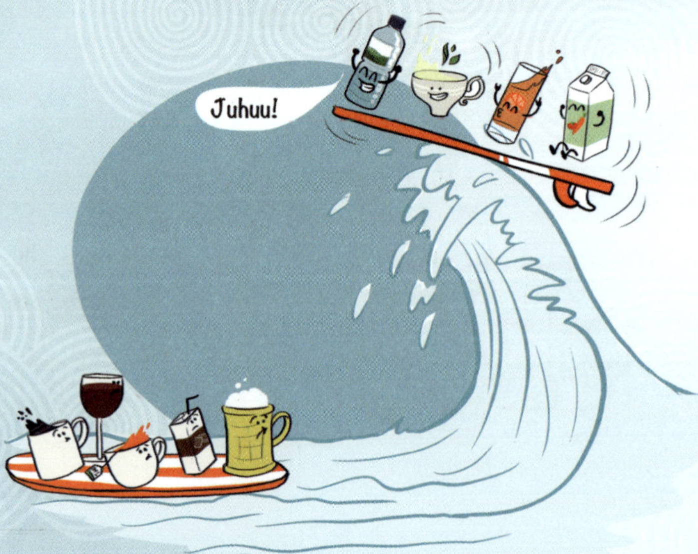

Einige Getränke decken den Flüssigkeitsbedarf besser als andere: Positiv wirken sich Wasser und Kräutertees aus, in Maßen auch Frucht- und Gemüsesäfte (frisch gepresst bzw. entsaftet). Ihre Füllmenge kannst du unverändert in die folgende Tabelle eintragen. Andere Getränke sind dagegen für die Flüssigkeitsbilanz von geringem Wert, denn sie enthalten zu viele Substanzen, die ihrerseits Wasser benötigen, damit sie ausgeschieden werden können. Dem Körper bringen sie daher kaum Nutzen. Dazu zählen Kaffee, schwarzer Tee, Milchgetränke, industrielle Limonade und Alkohol. Reduziere die Mengenangabe dieser Getränke um die Hälfte, um ein realistischeres Bild zu erhalten.

| | 1. Tag | 2. Tag | 3. Tag |
|---|---|---|---|
| Vor dem Frühstück | | | |
| Zum Frühstück | | | |
| Vormittags | | | |
| Zum Mittagessen | | | |
| Nachmittags | | | |
| Zum Abendessen | | | |
| Abends | | | |
| **Gesamtmenge** | | | |

*Jetzt, da du weißt, wie viel du täglich trinkst, musst du nur noch herausfinden, wie viel Wasser du brauchst, um dem Körper alle Flüssigkeit zu geben, die er benötigt.*

## Der Wasserbdearf des Körpers

Der Bedarf des Körpers an Wasser entspricht der Wassermenge, die der Organismus täglich ausscheidet. Der Flüssigkeitsverlust muss unbedingt durch eine entsprechende Zufuhr ausgeglichen werden, damit es dem Organismus nicht an Wasser mangelt und sein Flüssigkeitshaushalt im Gleichgewicht ist.

### Gut zu wissen

Jeden Tag scheiden wir durchschnittlich 1,5 Liter Flüssigkeit durch den Urin, 0,5 Liter durch Schweiß, 0,4 Liter durch die Lungen und 0,1 Liter mit dem Stuhl aus, also insgesamt 2,5 Liter.

Auf den ersten Blick könnte man meinen, die Flüssigkeitszufuhr durch Getränke solle unter 2,5 Litern liegen, da unsere Nahrung ebenfalls Flüssigkeit enthält. Doch der hohe Konsum von Salz, konzentrierten Lebensmitteln – also solchen, die kaum oder gar kein Wasser enthalten, beispielsweise gebratenes Fleisch und industriell hergestellte Lebensmittel –, aber auch Stress erfordern eine ergänzende Flüssigkeitszufuhr. Wenn wir all diese Faktoren berücksichtigen, liegt der Tagesbedarf an Getränken tatsächlich bei rund 2,5 Litern.

# TRINKE ICH GENUG?

*Trage deinen täglichen Flüssigkeitskonsum hier ein und ziehe ihn von der Literanzahl des Bedarfs ab:*

| | |
|---|---|
| *Mein Flüssigkeitsbedarf:* | *2,5 Liter* |
| *Mein Flüssigkeitskonsum* | *- ...... Liter* |
| *Ergebnis:* | *...... Liter* |

## Ergebnis

**Eine negative Zahl:** *Du trinkst mehr, als du brauchst. Mach weiter so.*

**Die Zahl Null:** *Du deckst deinen Flüssigkeitsbedarf gut. Weiter so.*

**Eine positive Zahl:** *Du trinkst nicht genug. Trink mehr, damit du auf 2,5 Liter pro Tag kommst.*

### ZIEL

Nachdem ich drei Tage lang gemessen habe, wie viel ich trinke, beginne ich mit der Wasserkur. Ich trinke ab jetzt 2,5 Liter pro Tag, um eine gute Passage des Wassers durch den Körper zu fördern und so die Ausscheidung von Giftstoffen gut zu unterstützen.

Empfohlene Getränke sind vor allem Wasser, aber auch Kräutertees.

*Um zu gewährleisten, dass du wirklich 2,5 Liter täglich trinkst, trage in die folgende Tabelle die Mengen, die du im Lauf des Tages getrunken hast, ein.*

## Meine Getränketabelle:

| | 1. Tag | 2. Tag | 3. Tag | 4. Tag | 5. Tag | 6. Tag | 7. Tag | 8. Tag |
|---|---|---|---|---|---|---|---|---|
| Vor dem Frühstück | | | | | | | | |
| Zum Frühstück | | | | | | | | |
| Vor-mittags | | | | | | | | |
| Zum Mittag-essen | | | | | | | | |
| Nachmit-tags | | | | | | | | |
| Zum Abendessen | | | | | | | | |
| Abends | | | | | | | | |
| **Insgesamt** | | | | | | | | |

## KURZER CHECK-UP

Hier schreibe ich auf, welche Auswirkungen ich bemerke, wenn ich täglich 2,5 Liter trinke.

# Ich beobachte meine Nieren

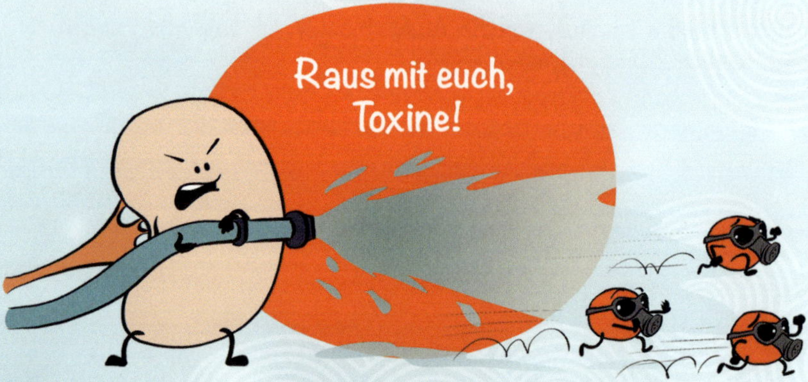


Mit Blick auf die nächste Woche, in der die Ausscheidung von Giften durch die Nieren stimuliert wird, solltest du zunächst feststellen, ob die Nieren gut funktionieren. Stelle dazu einige Beobachtungen an.

Normalerweise scheiden die Nieren etwa 1,5 Liter Urin pro Tag aus. Da der Drang, Wasser zu lassen, sich in der Regel bemerkbar macht, wenn die Blase 250 bis 300 Milliliter Urin enthält, sollte man etwa fünf- bis sechsmal am Tag die Blase entleeren. Liegt die Zahl darunter, ist die Menge Urin, die an einem Tag ausgeschieden wird, geringer, als sie sein sollte. Oft liegt das daran, dass der oder die Betroffene nicht genug trinkt.

Normalerweise hat Urin eine gelbe Farbe. Die Farbe zeugt davon, dass es Toxine enthält. Sind diese sehr zahlreich, wird der Urin dunkler. Umgekehrt zeigt sich eine zu geringe Ausscheidung von Giftstoffen darin, dass der Urin nicht genug oder gar nicht gefärbt ist. Farbloser Urin ist normal bei Personen, die viel trinken: mehr als drei Liter täglich. Die große Menge an Wasser verdünnt den Urin.

Der charakteristische Geruch des Urins zeugt ebenfalls davon, dass Toxine vorhanden sind. Der Geruch verstärkt sich, wenn viele Abfallstoffe ausgeschieden werden, verringert sich dagegen, wenn ihre Konzentration sehr schwach ist.

## Beobachtungen, die du in deine Kontrolltabelle eintragen solltest

Die Häufigkeit der Blasenentleerungen ist leicht zu kontrollieren – man braucht einfach nur zu zählen. Die Menge des Urins lässt sich bestimmen, indem man sie über 24 Stunden hinweg misst und dabei einen Messbecher zu Hilfe nimmt. Wenn dir dieses Vorgehen zu mühsam ist, musst du versuchen, die Menge subjektiv zu messen, indem du allgemein einschätzt, ob die Urinmengen eher gering, im mittleren Bereich oder groß sind. Notiere auch die Farbe und den Geruch.

Da du am vierten Tag der Woche mit der Wasserkur beginnst und mehr trinkst (siehe S. 23), sind nur die ersten drei Wochentage repräsentativ dafür, wie deine Nieren normalerweise funktionieren. Zeichne deine Beobachtungen dennoch weiter auf, denn dadurch kannst du feststellen, wie sich die Arbeit deiner Nieren durch die Wasserkur verändert.

| | Häufigkeit des Wasserlassens | Menge viel/ wenig | Farbe | Geruch |
|---|---|---|---|---|
| 1. Tag | | | | |
| 2. Tag | | | | |
| 3. Tag | | | | |
| **Beginn der Wasserkur** | | | | |
| 4. Tag | | | | |
| 5. Tag | | | | |
| 6. Tag | | | | |
| 7. Tag | | | | |

## Kurzer Check-up

Diese Woche war, was die Nieren anbelangt, erst einmal für Messungen und Beobachtungen vorgesehen. Es ist also auf der praktischen Ebene nichts weiter zu tun. Die gesammelten Feststellungen wirst du in der nächsten Woche verwenden.

# Ich schwitze

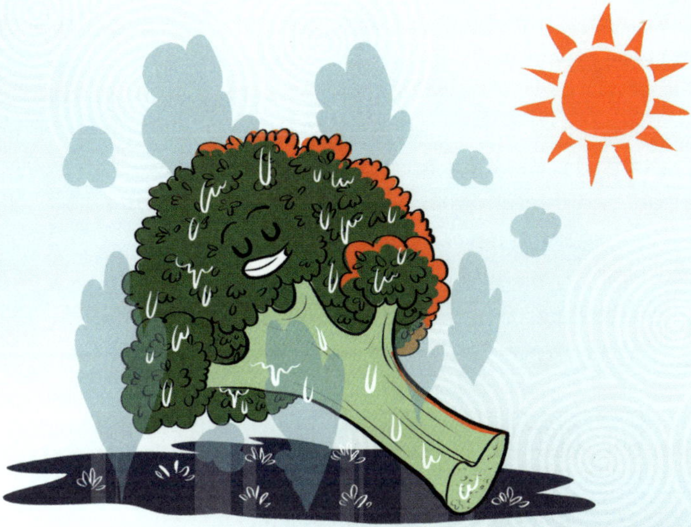

Die Haut enthält pro $cm^2$ 70 bis 120 Schweißdrüsen. Sie scheiden mit dem Schweiß Giftstoffe aus. Jeden Tag werden etwa 500 bis 600 Milliliter Schweiß produziert. Diese Zahl entspricht der Schweißabsonderung im Ruhezustand. Bei sportlichen Aktivitäten kann die Produktion auf bis zu einen Liter oder mehr pro Stunde ansteigen. Bei größerer Hitze ist sie noch höher. Messungen bei Menschen in einer Sauna ergaben eine Schweißabsonderung von 40 Milliliter pro Minute, also 1,2 Liter in einer halben Stunde. Bei starkem Fieber kann die Schweißmenge mehrere Liter (3 bis 6 Liter) betragen.

Eine Haut, die Gifte gut ausscheiden kann, erkennt man daran, dass sie bei Hitze oder körperlicher Anstrengung schwitzt. Man muss nicht unbedingt schweißgebadet sein, wie manche Menschen, aber die Haut sollte feucht sein.

Gut funktionierende Schweißdrüsen sind daran erkennbar, dass das Schwitzen die gesamte Körperoberfläche einbezieht. Schwitzt man nur an bestimmten Stellen, beispielsweise nur unter den Achseln, am Kopf oder an den Füßen, ist das ein Zeichen dafür, dass die Schweißdrüsen schlecht arbeiten. Wenn jemand gar nicht schwitzt, ist die Ausscheidung von Toxinen durch die Haut nahezu gleich null.

## Wie gut funktioniert meine Haut?

*Beantworte folgende Fragen, indem du die entsprechenden Antworten ankreuzt:*

| | Ja | Nein |
|---|---|---|
| *Schwitzt du, wenn es warm ist?* | ☐ | ☐ |
| *Schwitzt du bei körperlichen Aktivitäten?* | ☐ | ☐ |
| *Schwitzt du am ganzen Körper?* | ☐ | ☐ |
| *Schwitzt du eher stark als schwach?* | ☐ | ☐ |
| *Kommst du mindestens einmal in der Woche durch eine sportliche Aktivität, einen Saunabesuch, ein heißes Bad oder dergleichen stark ins Schwitzen?* | ☐ | ☐ |

## Ergebnis

**Mehr Ja-Antworten:** *Deine Haut kann gut schwitzen. Nimm sie weiterhin richtig in Anspruch, um Giftstoffe auszuscheiden.*

**Mehr Nein-Antworten:** *Deine Haut ist mehr oder weniger »geschlossen«, und die Ausscheidung von Toxinen durch dieses Organ ist gering.*

## Wie kann ich die Schweissproduktion fördern?

*Für den Körper ist Schwitzen eine Methode, Gifte auszuscheiden, und auch ein Weg, seine innere Temperatur zu regeln. Wird diese zu hoch, dann verdunstet der vom Körper abgesonderte Schweiß auf der Haut und entzieht ihm Wärme. Dadurch wird die Körpertemperatur wieder normalisiert. Die Existenz dieses Mechanismus zur Temperaturregelung kann für die Ausscheidung von Giftstoffen genutzt werden: Indem man ihm sehr viel Hitze zuführt, zwingt man ihn zu schwitzen und somit auch, zu entgiften. Unter allen Mitteln, die es gibt (Sauna, Hamam ...), gibt es ein besonders wirksames: das hyperthermische Bad oder auch Schwitzbad. Es ist zudem sehr praktisch, denn du führst es zu Hause in der Badewanne durch und brauchst also nicht extra einen anderen Ort aufzusuchen.*

## Das Schwitzbad – So funktioniert's

*Fülle die Wanne mit ein wenig lauwarmem Wasser und setze dich hinein. Anschließend lass nach und nach sehr warmes Wasser zulaufen, sodass der Körper bis zum Hals bedeckt ist.*

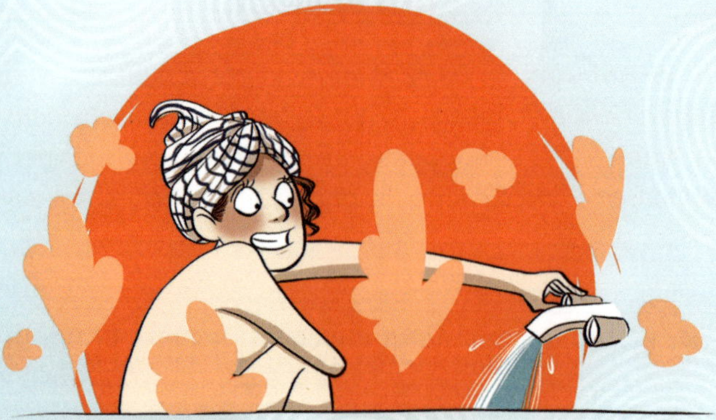

*Die Temperatur des Badewassers sollte nicht so hoch sein, dass das Wasser als zu heiß empfunden wird. Obwohl heiß, sollte das Bad gut verträglich sein. Versuche also nicht, eine Rekordtemperatur zu erreichen, sondern wähle die Temperatur so, dass du die Hitze 15 bis 20 Minuten gut aushältst.*

*Ziel des Schwitzbades ist es, dem Körper sehr viel Wärme zuzuführen. Kühlt sich die Badetemperatur ab, lass heißes Wasser nachlaufen, damit du weiterhin richtig schwitzt. Ist das Bad beendet, steig langsam aus dem Wasser und lege dich eine halbe Stunde in ein Badetuch und eine Decke gehüllt hin. Durch diese Ruhezeit im Liegen kann dein Körper den Prozess des Schwitzens abschließen und seine Temperatur wieder ins Gleichgewicht bringen.*

*Menschen mit einer schlechten Schweißproduktion werden bei den ersten Bädern nicht viel schwitzen. Doch durch die »Umerziehung« der Haut erhöht sich die Schweißmenge mit der Zeit.*

## Mehr über die Haut erfahren

Die Haut ist ein Schutzmantel für den Körper. Sie enthält zwei Drüsenarten, die für die Ausscheidung von Toxinen eine wichtige Rolle spielen: Schweißdrüsen und Talgdrüsen.

Die Schweißdrüsen sind sehr zahlreich: Über die ganze Haut verteilt gibt es über zwei Millionen. Abfallprodukte, die sie aus dem Blut herausfiltern, werden mit dem Schweiß hinausbefördert. Dieser besteht zu 99 Prozent aus Wasser und zu einem Prozent aus Abfallstoffen – überschüssige Mineralien, Eiweißabbauprodukte (Harnstoff, Harnsäure …), diverse Säuren und chemische Substanzen, die von Medikamenten, Umweltverschmutzung usw. herrühren. Die von den Schweißdrüsen ausgeschiedenen Abfallstoffe sind dieselben wie die, die über die Nieren ausgeschwemmt werden.

Die Schweißkonzentration variiert. Sie steigt, wenn die Person körperlich aktiv oder krank ist. Bei manchen Kranken enthält der Schweiß sogar mehr Abfallstoffe als der Urin. Dadurch ruft er ein brennendes oder prickelndes Gefühl auf der Haut hervor.

Die Talgdrüsen befinden sich an den Haarwurzeln. Ihre Anzahl liegt bei etwa 300 000. Sie sondern Talg (Sebum) ab, eine Mischung aus Fetten und diversen Abfallstoffen. Die von den Talgdrüsen ausgeschiedenen Abfallstoffe sind dieselben wie die, die von der Leber eliminiert werden.

Talg hat die Funktion, die Haut weich und geschmeidig zu halten und Giftstoffe auszuscheiden. Wenn Talgdrüsen verstopfen, bilden sich Pickel mit weißem Kopf, akneähnlich, und nässende Ekzeme.

Über die Haut werden alle Arten von Abfallstoffen hinausbefördert, im Gegensatz zu den anderen Ausscheidungsorganen, die auf bestimmte Schadstoffe spezialisiert sind.

Wenn du entgiften willst, darf das Ausscheidungsorgan Haut also nicht zu kurz kommen. Die verschiedenen Mittel, die ich dir empfehle, um die Schweißdrüsen zu stimulieren (heißes Bad, schweißtreibende Pflanzen, Massage-Handschuh …), wirken auch auf die Talgdrüsen. Um sie anzuregen, solltest du also dieselben Techniken anwenden.

Empfohlen werden zwei Schwitzbäder pro Woche im Abstand von einigen Tagen. Diese Bäder haben einen starken Entgiftungseffekt, nicht nur, weil sie starkes Schwitzen auslösen, sondern auch, weil sich die Kapillargefäße durch die Hitze weiten. Dadurch wird die Durchblutung des Gewebes verbessert. Viele Schadstoffe, die im Tiefengewebe sitzen, werden so freigesetzt und mit dem Schweiß ausgeschieden.

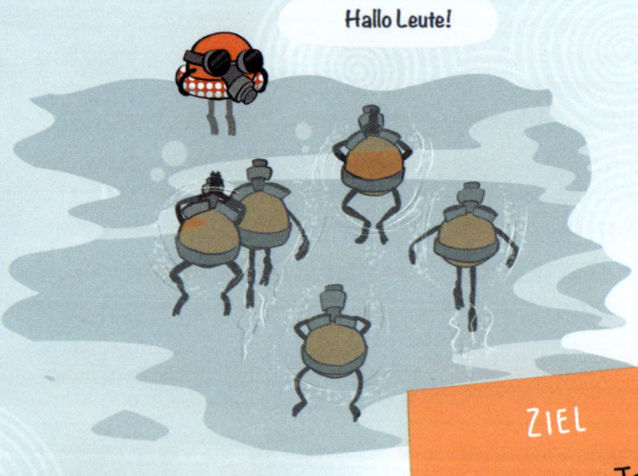


## Ziel

Ich lege zwei Tage in der Woche fest, an denen ich ein Schwitzbad nehme.

## Hinweis

Schwitzbäder sind bei Personen mit Krampfadern oder Herz-Kreislauf-Erkrankungen nicht ratsam!

## Kurzer Check-up

Hier schreibe ich auf, welche Wirkungen die Schwitzbäder auf mich hatten (angenehme wie evtl. auch unangenehme):

- 1. Bad

## Kurzer Check-up

• 2. Bad

# Ich lasse künstliche Lebensmittel weg

**Wichtig**

So gut es auch ist, zu entgiften – worum du dich ja mit diesem Detox-Programm bemühst –, so wichtig ist es, dass du darauf achtest, die Menge der Schadstoffe, die in den Körper gelangen, zu verringern.

Die den Organismus belastenden Toxine kommen nicht aus dem Nichts, sondern aus dem, was wir essen und trinken. Ein Teil der Giftstoffe besteht aus nicht verdaulichen Nahrungsbestandteilen (Zellulose, schlecht verdauten Proteinen ...) oder solchen, die nicht verwertet wurden (bei Überernährung).

Der andere Teil ergibt sich aus der Verwertung der Nahrungsmoleküle durch die Zellen: Denn allein durch ihre Stoffwechselaktivitäten erzeugen die Zellen Abfallprodukte (Harnsäure, Kreatinin ...).

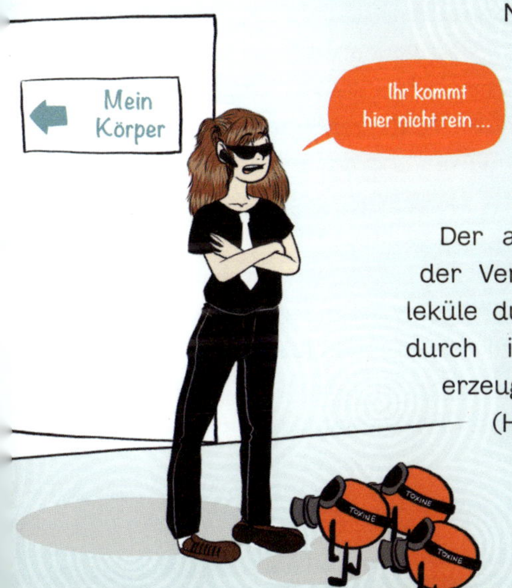

Dass der Körper Toxine produziert, ist normal. Er arbeitet aktiv daran, sie durch die entsprechenden Organe auszuscheiden. Heutzutage ist der Körper jedoch sehr oft in seiner Ausscheidungsarbeit überfordert – nicht wegen der Toxine aus gesunden und natürlichen Lebensmitteln, sondern wegen der sogenannten künstlichen Lebensmittel, also der industriell verarbeiteten Nahrung.

Die Bezeichnung »künstliche Lebensmittel« weist darauf hin, dass es sich um Produkte handelt, die den Körper nicht richtig nähren. Sie sehen zwar aus wie Nahrungsmittel, sind aber keine und können also auf keinen Fall echte Nahrung ersetzen. Künstliche Lebensmittel werden industriell hergestellt, aber nicht so, dass Nahrungsmittel miteinander vermischt werden, sondern mithilfe von Extrakten aus Zutaten wie diesen: Zucker, Fettsäure, Stärke ... Ziel ist, ein Produkt mit ausgeprägtem Geschmack und angenehmer Konsistenz zu erschaffen, das gleichzeitig stimulierend und tröstlich wirkt. Künstliche Lebensmittel haben meistens extrem viele Kalorien und enthalten kaum Vitamine, Spurenelemente usw. Sie sind also reich an leeren Kalorien und darum auch an Toxinen.

Wegen ihrer zahlreichen Nachteile solltest du solche industriell verarbeiteten Lebensmittel als Erstes weglassen, um die Quelle der Schadstoffe zum Versiegen zu bringen. Als Unterstützung, damit du besser erkennst, welche künstlichen Lebensmittel du konsumierst, führt die folgende Tabelle die wichtigsten davon auf. Kreuze diejenigen an, die du isst bzw. trinkst, und gib auch an, wie oft.

# Welche künstlichen Lebensmittel esse und trinke ich? Wie oft?

| | 1-mal am Tag | 1-mal pro Woche | 1-mal im Monat | nie |
|---|---|---|---|---|
| Weißen Zucker | | | | |
| Bonbons | | | | |
| Schokolade | | | | |
| Eis | | | | |
| Gebäck, Kekse | | | | |
| Marmelade/ Schoko-Aufstrich | | | | |
| Fertiggerichte | | | | |
| Instantsuppen | | | | |
| Ketchup | | | | |
| Chips/Salzgebäck | | | | |

| | 1-mal am Tag | 1-mal pro Woche | 1-mal im Monat | nie |
|---|---|---|---|---|
| Geröstete, gesalzene Nüsse | | | | |
| Industriell hergestellte Limonade und Fruchtsäfte | | | | |
| Cola-Getränke | | | | |
| Alkohol | | | | |
| Kaffee | | | | |
| Schwarzen Tee | | | | |
| Kakao | | | | |

## Ergebnis

- **Die meisten Kreuze in den letzten beiden Spalten:**
  *Sehr gut, du verzehrst selten künstliche Lebensmittel. Mach weiter so oder noch besser: Lass auch die übrigen noch weg.*
- **Die meisten Kreuze in den ersten beiden Spalten:**
  *Du konsumierst viel künstliche Nahrung. Sie wegzulassen würde die Zufuhr von Toxinen stark verringern.*

## Künstliche Nahrung weglassen – wie gelingt das?

Du kannst dir zwar mit Willenskraft auferlegen, von nun an auf verarbeitete Lebensmittel zu verzichten, doch da der Körper daran gewöhnt ist, kann er in einen Zustand des »Entzugs« geraten. Du fühlst dich unwohl und das kann dazu führen, dass du schwach wirst und deine guten Vorsätze fallen lässt. Besser ist es daher, das, was weggelassen werden soll, durch ähnliche Lebensmittel zu ersetzen, die jedoch viele Vitamine und wenig Toxine enthalten, also: durch echte Nahrungsmittel.

In der Tabelle unten siehst du, womit du künstliche Nahrung ersetzen kannst. Auch wenn es mal ein bisschen mehr Aufwand darstellt und anfangs weniger intensiv schmeckt: Du gewöhnst dich rasch daran, und dein Körper dankt es dir!

## Tabelle zum Ersetzen künstlicher Lebensmittel

| | |
|---|---|
| *Weißen Zucker* | *Vollrohrzucker, Agavensirup, Kokosblütenzucker* |
| *Bonbons* | *Frisches Obst, Trockenobst, Kokoschips* |
| *Schokolade* | *Süßes Trockenobst wie Datteln, Feigen, Kokoschips* |
| *Eis* | *Gefrorene Bananen oder Beeren, püriert; Naturjoghurt oder -quark mit frischen Früchten* |
| *Gebäck, Kekse* | *Vollkornbiscuits mit Honig oder Vollrohrzucker* |
| *Marmelade/ Schoko-Aufstrich* | *Honig, Birnendicksaft, mit Carob pürierte Datteln* |
| *Fertiggerichte* | *Nudeln mit Gemüsesoße, Kartoffeln mit Spinat und Ei – es gibt viele einfache Gerichte auch für Kochanfänger (siehe Buchempfehlungen S. 127)* |

| | |
|---|---|
| *Instantsuppen* | *Suppen aus frischem Gemüse (lassen sich schnell zubereiten und gut portionsweise einfrieren)* |
| *Ketchup* | *Kräuterquark-Dip* |
| *Chips/Salzgebäck* | *Sonnenblumen- und Kürbiskerne (natur), Vollkornzwieback* |
| *Geröstete, gesalzene Nüsse* | *Naturbelassene Nüsse: Mandeln, Haselnüsse* |
| *Industrielle Limonaden und Fruchtsäfte* | *Mandelmilch, Reismilch, Sojamilch mit Obst und Agavendicksaft oder weißem Mandelmus püriert* |
| *Cola-Getränke* | *Wasser, Fruchtsaft (pur oder mit Wasser gemischt)* |
| *Alkohol* | *Wasser, Kombucha, Fruchtsaft (pur oder mit Wasser gemischt)* |
| *Kaffee* | *Getreidekaffee* |
| *Schwarzen Tee* | *Kräutertee, grüner Tee* |
| *Kakao* | *Mandelmilch mit Carob* |

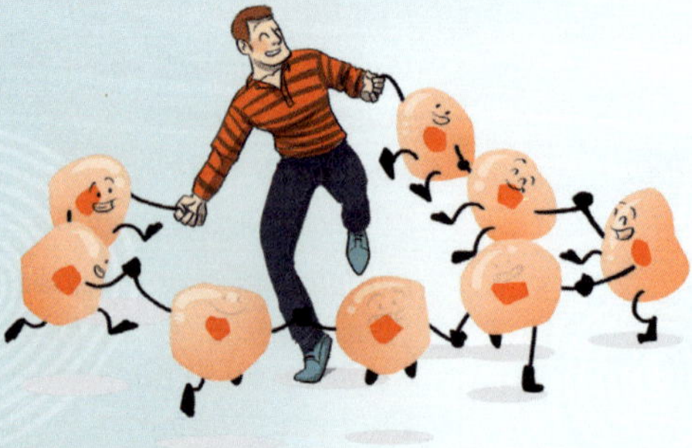

## Mehr erfahren

**Wie machen Toxine krank?**

Um zu verstehen, wie Giftstoffe uns krank machen, müssen wir uns in Erinnerung rufen, dass der Körper aus Milliarden Zellen besteht und dass das Wohlbefinden und die Vitalität des gesamten Organismus davon abhängen, wie gesund die Zellen sind. Denn die Zellen sind von ihrer Umgebung abhängig. Diese Umgebung, auch »Körpermilieu« genannt, besteht aus Zellflüssigkeiten innerhalb und außerhalb der Zellen (intra- und extrazelluläre Flüssigkeit) sowie aus Lymphe und Blut.

Die Zellen sind für ihre Versorgung mit Sauerstoff und Nährstoffen wie auch für die Entsorgung der Abfallstoffe, die sie produzieren, ganz von diesen Flüssigkeiten abhängig. Solange sie sauber und nährstoffreich sind, sind die Zellen gesund. Sobald sich in dieser Umgebung jedoch Abfallstoffe sammeln, verschlechtert sich die Situation. Dann nämlich verdickt sich das Blut, und das Gewebe wird schlechter durchblutet. Ablagerungen bilden sich an den Gefäßwänden und verstopfen sie teilweise, was zu Herz-Kreislauf-Erkrankungen führt. Die Schadstoffe überlasten die Organe, sodass diese langsamer arbeiten: Leberinsuffizienz, blockierte Gelenke und weitere Beschwerden sind die Folge. Sie verstopfen die Ausscheidungsorgane und bringen deutlich sichtbare Ausscheidungen hervor, wie zum Beispiel bei Bronchitis, Nasennebenhöhlenentzündungen, Ekzemen, Durchfällen oder auch bei allergischen Reaktionen.

Beschwerden und Krankheiten werden einerseits durch die hohe Anzahl der Toxine verursacht (quantitativer Aspekt), andererseits durch ihre Beschaffenheit (qualitativer Aspekt). Bestimmte Abfallstoffe sind sehr aggressiv. Sie verletzen die Schleimhäute und das Gewebe. Die daraus resultierenden Entzündungen führen mitunter sogar zur Zerstörung der Zellen (Sklerose). Sie können auch deren genetisches Material verletzen und Zellveränderungen hervorrufen (Krebs).

Welche Krankheit auch immer es ist, wo auch immer sie sich bemerkbar macht: Es sind Toxine vorhanden, die einen negativen Einfluss auf den Körper haben. Daher ist es aus der Sicht der Naturheilkunde eine grundsätzliche Notwendigkeit zu entgiften.

## KURZER CHECK-UP

Hier schreibe ich auf, wie ich mich fühle, nachdem ich eine Woche lang künstliche Lebensmittel weggelassen habe.

ZIEL

Ich verbanne sämtliche künstliche Lebensmittel aus meiner Ernährung, um die Zufuhr von Schadstoffen zu verringern.



1. WOCHE

## 2. WOCHE

# ICH STIMULIERE LEBER UND NIEREN

In dieser zweiten Woche wirst du die Ableitung von Toxinen über die Haut und den Darm fortsetzen; hinzu kommt die Stimulation der beiden anderen Ausscheidungsorgane: Leber und Nieren. Was die Ernährung betrifft, empfehle ich dir eine Trennkost-Diät. Obwohl sie leicht durchführbar ist, fördert sie dennoch sehr wirksam die Entgiftung.

## Was ich kaufen muss:

- Ein Päckchen Flohsamen (Psyllium)
- Löwenzahn-Urtinktur 50 ml
- Habichtskraut-Urtinktur 50 ml
- Holunderblüten (oder Wildes Stiefmütterchen) als Tee

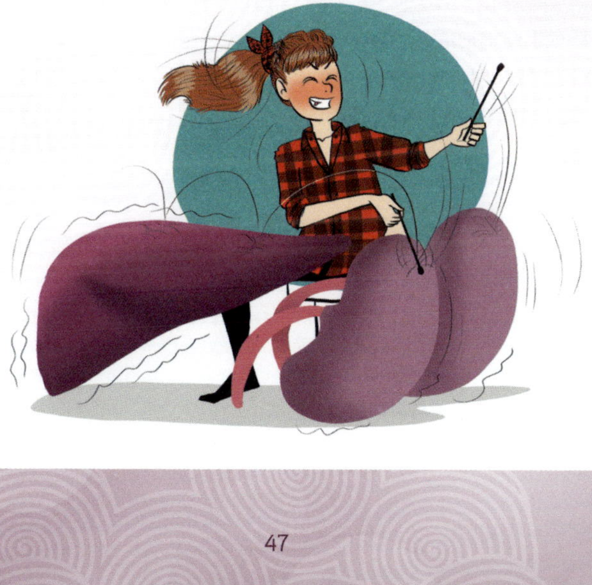

## Ich ersetze Faulbaum durch Flohsamen (Psyllium)

Bis jetzt hast du deine Darmausscheidung durch Faulbaum-Urtinktur stimuliert. Deine Verdauung hat sich beschleunigt, und du bist viele Abfallprodukte losgeworden, die sich in deinem Darm festgesetzt hatten. Du fühlst dich schon besser und es ist verlockend, genauso weiterzumachen. Trotzdem sollte die Einnahme von Faulbaum nun beendet werden, denn diese Pflanze sorgt zwar wirksam für die Entleerung des Darms, jedoch nicht dafür, dass die Darmtätigkeit auf lange Sicht wiederhergestellt wird. Zudem reizt sie längerfristig die Darmschleimhaut.

Die Darmtätigkeit kannst du hauptsächlich wiederherstellen, indem du Ballaststoffe zu dir nimmst, die den Darm gut füllen und dadurch die peristaltischen Kontraktionen der Darmwand auslösen. Eine solche Stimulation entspricht der, die von der Natur vorgesehen ist. Normalerweise kommt es durch die in der Nahrung enthaltenen Ballaststoffe dazu. Es gibt jedoch Nahrungsergänzungsmittel, die besonders viele Ballaststoffe enthalten und die Wirkung noch verstärken. Wenn du ein solches Nahrungsergänzungsmittel regelmäßig einnimmst, kannst du deinen Stuhlgang anregen und damit zur Entgiftung des Körpers beitragen.

### Gut zu wissen

Auf den ersten Blick könnte man meinen, das Anregen der Darmtätigkeit mithilfe einer Heilpflanze werde durch das Absetzen des Faulbaums abgebrochen. Dem ist aber nicht so, denn in dieser zweiten Woche beginnst du mit dem Einnehmen einer Pflanze für die Leber. Wie alle Leberheilpflanzen wirkt sie indirekt auch auf den Darm: Dadurch, dass sie die Gallenproduktion erhöht, regt sie auch die Darmperistaltik an. Es wird also weiterhin mithilfe einer Heilpflanze für eine gute Darmausscheidung gesorgt.

# Flohsamen (Psyllium), eine ballaststoffreiche Nahrungsergänzung

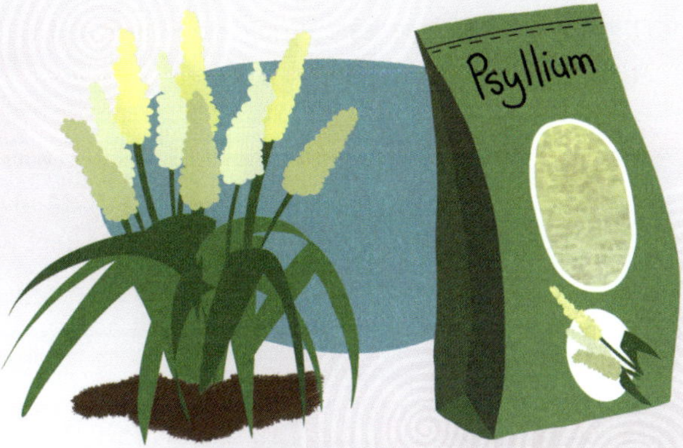


Flohsamen (Psyllium) ist ein grobkörniger Puder, der aus den Samen einer Pflanze aus der Gattung der Wegeriche gewonnen wird. Die am häufigsten verwendete Art ist *Plantago ovata* – indische Flohsamenschalen –, auch Isphagul genannt.

Flohsamenschalen enthalten sehr viele Ballaststoffe – sie machen bis zu 30 Prozent des Gewichts aus! Außerdem sind diese Ballaststoffe in Form von Pflanzenschleim in den Samen enthalten, eine Substanz, die im Kontakt mit Wasser aufquillt. Der Quellungsindex von Flohsamen ist außergewöhnlich: Das Volumen der Ballaststoffe wird verzehnfacht!

Die gelatineartige, voluminöse und feuchte Masse, die man so erhält, nimmt im Darm viel Platz ein. Die Darmperistaltik und die Stuhlentleerung werden auf diese Weise stark angeregt.

## Dosierung

Flohsamen ist gemahlen, geschrotet und ganz erhältlich. Nimm dreimal täglich vor den Mahlzeiten einen Teelöffel davon mit etwas Wasser angefeuchtet ein und trink sofort danach ein großes Glas Wasser (300 Milliliter), damit der Flohsamen genügend Flüssigkeit aufnimmt und sich gut im Verdauungstrakt verteilt.

Flohsamen entgiftet, indem der Stuhlgang intensiviert wird, aber auch dadurch, dass die Darmwände (an denen Ablagerungen haften) von den durchkommenden Ballaststoffen sauber gescheuert werden.

### KURZER CHECK-UP

Hier schreibe ich auf, wie sich die Einnahme von Flohsamen nach einer Woche auswirkt, und vergleiche die Wirkung mit der des Faulbaums.

## ZIEL

Ich nehme bis Ende der Woche dreimal täglich Flohsamen ein (und lasse die Faulbaum-Urtinktur weg).

2. Woche

# Ich stimuliere die Leber mit Heilpflanzen

## Gut zu wissen

Die Leber ist das leistungsfähigste Ausscheidungsorgan. Sie filtert nicht nur Abfallprodukte aus dem Blut wie die anderen Ausscheidungsorgane, sondern kann auch Gifte und toxische Substanzen neutralisieren, die in den Körper gelangen.

Die von der Leber abgesonderte Galle ermöglicht es, dass wir Fett verdauen können. Doch Galle unterstützt den Körper auch dabei, Toxine auszuscheiden, vor allem jene, die aus der Verwertung von Fetten und Stärke hervorgehen. So ermöglicht eine gute Gallenproduktion nicht nur eine entsprechende Verdauung, sondern auch das Ausscheiden zahlreicher Abfallstoffe. Diese werden mit dem Stuhl vermengt und schließlich mit ihm entsorgt. Funktioniert die Leber gut, wird ausgiebig Galle produziert, und fette Nahrung kann gut verdaut werden. Auch eine gute Darmausscheidung wird dadurch möglich, denn die Galle hat leicht abführende Eigenschaften: Sie »schmiert« den Darm und befeuchtet den Stuhl. Sie neutralisiert auch die Gärungsprozesse im Darm, die viele Toxine hervorbringen, und stimuliert die Darmperistaltik.

Eine gute Ausscheidung der Lebertoxine ist auch davon abhängig, dass die Gallenblase richtig funktioniert. Letztere ist ein birnenförmiger Sack, der auf dem Weg der Galle zum Darm liegt. Die Gallenblase sammelt die Galle, um nach fettem Essen genug davon ausschütten zu können. Ist die Gallenblase schwach, stagniert die Galle. Bilirubin, ein gelber Farbstoff, gelangt ins Blut; daher der gelbe Teint und die gelbliche Lederhaut der Augen bei Leberkranken.

# Wie gut funktioniert meine Leber?

*Beantworte die folgenden Fragen, indem du das entsprechende Feld ankreuzt.*

| | Ja | Nein |
|---|---|---|
| *Ich habe häufig Verdauungsprobleme.* | ☐ | ☐ |
| *Fettes Essen kann ich schlecht verdauen.* | ☐ | ☐ |
| *Nach dem Essen habe ich ein Völlegefühl.* | ☐ | ☐ |
| *Ich habe regelmäßig Anfälle von Übelkeit.* | ☐ | ☐ |
| *Wenn ich zu viel esse, bekomme ich Kopfschmerzen.* | ☐ | ☐ |
| *Ich habe ein pelziges Gefühl im Mund und eine belegte, weiße Zunge.* | ☐ | ☐ |
| *Ich neige zu Blähungen.* | ☐ | ☐ |
| *Mein Teint und meine Augen sind gelblich.* | ☐ | ☐ |

## Auswertung der Antworten:

**Mehr Nein-Antworten:** *Deine Leber funktioniert offenbar gut, aber du solltest sie hin und wieder in ihrer Arbeit unterstützen.*

**Mehr Ja-Antworten:** *Deine Leber ist überlastet und funktioniert nicht so gut, wie sie sollte. Eine Drainage bzw. Reinigung der Leber ist angezeigt. .*

# Wie stimuliere ich meine Leber?

Das Mittel par excellence zur Stimulation der Leber sind Heilpflanzen. Zu den meistverwendeten Pflanzen gehören Artischocke, Löwenzahn, schwarzer Rettich und Rosmarin. Nimmt man sie dreimal täglich ein, regen sie die Leber dazu an, Galle zu produzieren. Das bedeutet, es werden mehr Giftstoffe aus dem Blut gefiltert und ebenso viele entsorgt, was wesentlich zur Entgiftung beiträgt.

# Welche Pflanze?

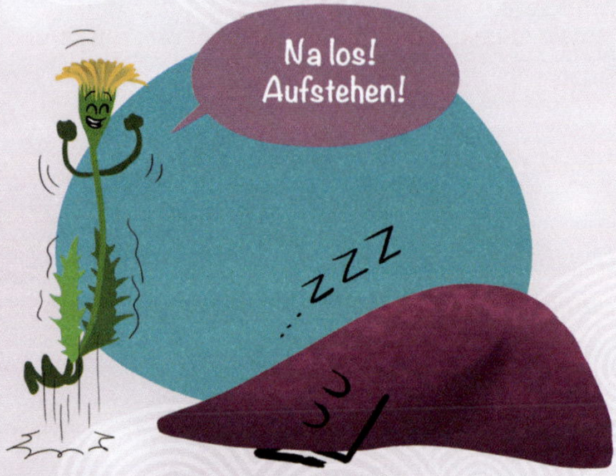


Für diese Kur empfehle ich dir Löwenzahn *(Taraxacum)*. Er wird wegen der gezackten Form seiner Blätter so genannt. Diese Pflanze mit der knallgelben Blüte ist sehr verbreitet. Manche Phytotherapeuten betrachten Löwenzahn als die wirksamste Pflanze für die Leber. Löwenzahntee hat einen sehr bitteren Geschmack, man nimmt ihn also besser als Urtinktur ein.

# Löwenzahn - die Dosierung

Von der Löwenzahn-Urtinktur nimmt man dreimal täglich vor den Mahlzeiten 20 bis 50 Tropfen mit ein bisschen Wasser ein. Ziel ist, so viele Tropfen wie möglich einzunehmen, damit die Leber richtig stimuliert wird. Eine zu hohe Dosis verursacht allerdings wegen der abführenden Wirkung des Löwenzahns Durchfall. Deswegen lautet die Regel: Nimm so viele Tropfen wie möglich, ohne dass Durchfall ausgelöst wird. Die optimale Dosis liegt knapp unterhalb der Menge, die Durchfall verursacht. Sie variiert je nach Veranlagung.

Beginne mit 3 x 20 Tropfen täglich. Spürst du keinen Unterschied im Darmtransit, dann nimm am nächsten Tag 3 x 30 Tropfen ein, dann 3 x 40 Tropfen und so weiter. Sobald die Wirkung auf den Darmtransit zu stark wird, verringere die Zahl der Tropfen wieder. Dann hast du die Dosierung erreicht, die für dich geeignet ist und effizient deine Leber stimuliert.

Die folgende Tabelle unterstützt dich dabei, die richtige Dosierung zu finden:

| **Pflanze Löwenzahn** | *Wie oft eingenommen?* | *Wie viele Tropfen?* | *Wie oft Stuhlgang?* | *Wirkung auf den Darm* |
|---|---|---|---|---|
| *1. Tag* | | | | |
| *2. Tag* | | | | |
| *3. Tag* | | | | |
| *4. Tag* | | | | |
| *5. Tag* | | | | |
| *6. Tag* | | | | |
| *7. Tag* | | | | |

Ist die richtige Dosis erst einmal gefunden, behalte sie bis zum Ende der Entgiftungskur – also die noch verbleibenden drei Wochen – bei.

## Mehr über die Leber erfahren

Die Leber liegt im rechten Oberbauch. Als lebenswichtiges Organ ist sie vor Stößen durch die Rippen geschützt. Sie ist groß: 28 Zentimeter lang und 16 Zentimeter breit – mehr als sechsmal größer als die Nieren, die ebenfalls lebensnotwendige Ausscheidungsorgane sind. Sie wiegt 2,5 Kilogramm, wenn sie bei einem lebenden Mensch mit Blut gefüllt ist; ohne Blut (bei einem Leichnam) wiegt sie nur noch 1,5 Kilogramm.

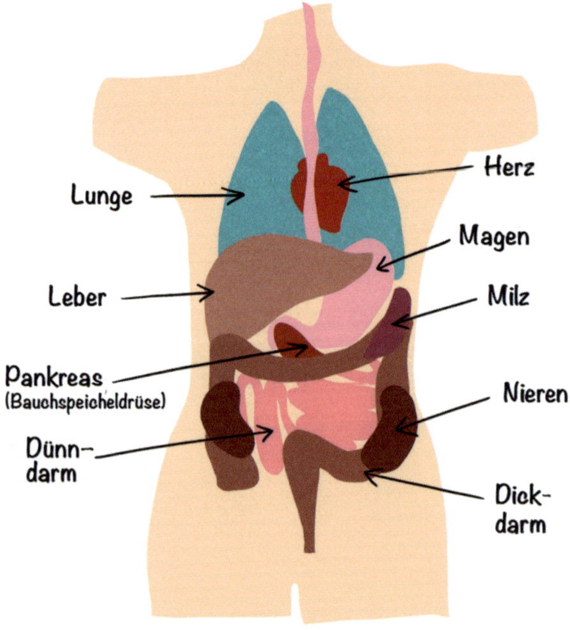

Die Leber hat über 500 verschiedene Funktionen. Kein anderes Organ übernimmt so viele Aufgaben. Diese vielfältigen Funktionen können jedoch in zwei allgemeinen zusammengefasst werden:

- zahlreiche Stoffe produzieren, die der Organismus braucht;
- den Körper von allen Giften und Aggressoren befreien.

Die entgiftende Funktion der Leber ist wesentlich für den Körper. Sie filtert Abfallstoffe aus dem Blut, um sie dann, aufgelöst in der Galle, hinauszubefördern. Sie neutralisiert jedoch auch Gifte (Medikamente, Pestizide, Konservierungsmittel, Drogen …) und zerstört Aggressoren (Krebszellen, Viren, Bakterien).

Diese effiziente Entgiftungsarbeit kann die Leber jedoch nur dann ausführen, wenn sie in gutem Zustand ist. Andernfalls, wenn die Leber strapaziert und überlastet ist – was in unserer Zeit der Überernährung, Umweltverschmutzung und des übermäßigen Medikamentenkonsums häufig der Fall ist –, reichern sich die Toxine im Körper an und machen uns krank.

Wie wichtig die Leber für den Körper ist, zeigt ihr Blutdurchfluss: Jede Minute werden 1,5 Liter Blut durch die Leber gepumpt, ein Viertel des Gesamtblutvolumens. Ein Teil dieses Bluts wird der Leber durch die Pfortader zugeführt, die ihren Ursprung in den Blutgefäßen der Darmwände hat.

Letztere absorbieren, was sich im Darm befindet, also Nährstoffe ebenso wie Gifte: Schwermetalle, Insektizide aus der Nahrung usw. Die Leber ist somit das erste Organ, das den von außen eindringenden Giften gegenübertritt.

## ZIEL

Ich nehme Löwenzahn-Urtinktur ein, um die Ausscheidung von Giften über die Leber zu stimulieren.

## KURZER CHECK-UP

Hier schreibe ich auf, welche Auswirkungen ich bemerkt habe, nachdem ich eine Woche lang Löwenzahn eingenommen habe.

# Ich trinke weiterhin viel

Du bemühst dich nun schon seit einigen Tagen, mehr zu trinken. Bestimmt hast du gemerkt, dass es nicht immer leicht ist, das Trinken nicht zu vergessen. Vielleicht stellst du wegen früherer schlechter Gewohnheiten bisweilen am Abend fest, dass du nicht 2,5 Liter getrunken hast, wie du es dir vorgenommen hattest.

Hier drei Methoden, die dir helfen, täglich die angestrebte Menge zu trinken:

## 1. Setze dir feste Zeiten

Lege bestimmte Zeitpunkte zum Trinken fest. Sie sollten so gewählt sein, dass du sie leicht in deinen Tagesablauf integrieren kannst Sie müssen einem Übergangspunkt deines Zeitplans entsprechen, zum Beispiel: Aufstehen, Frühstück, Ankunft am Arbeitsplatz, Ende des Arbeitstages, Ankunft zu Hause, Pausen usw.

## 2. Bereite die Menge vor, die du trinken willst

Wenn es dir schwerfällt, dich an einen festgelegten Stundenplan zu halten, solltest du eine oder zwei Flaschen Wasser mit der für den Tag vorgesehenen Trinkmenge vorbereiten, zum Beispiel eine Flasche mit einem Liter und eine mit anderthalb Litern Inhalt. Stell die Flaschen auf deinen Schreibtisch oder an einem gut sichtbaren Platz auf, um sie nicht zu vergessen. Sie können zu beliebigen Zeiten (aus-)getrunken werden, spätestens jedoch, wenn der Tag zur Neige geht.

## 3. Trink nach jeder Blasenentleerung etwas

Beginne deinen Tag, indem du viel trinkst, zum Beispiel 0,5 Liter, um so in der nachfolgenden Stunde ein erstes Mal Wasser zu lassen.

Trink danach in etwa so viel, dass es der Flüssigkeitsmenge entspricht, die du ausgeschieden hast. Verfahre nach jeder Blasenentleerung so. Gib kontinuierlich dem Körper das zurück, was er ausgeschieden hat, sodass sein Flüssigkeitshaushalt im Gleichgewicht ist.

## KURZER CHECK-UP

Anfang der Woche:
Ich schreibe auf, welche Methode ich gewählt habe.

- einen Zeitpunkt festlegen
- die Trinkmenge vorbereiten
- nach jeder Blasenentleerung trinken

## KURZER CHECK-UP

Am Ende der Woche:
Ich schreibe meine Eindrücke und Feststellungen zu der von mir gewählten Methode auf.

# Meine Nieren scheiden mehr Abfallstoffe aus

Im Gegensatz zu anderen Ausscheidungsorganen, die jeweils nur einmal vorhanden sind, haben wir zwei Nieren. Das zeigt, welch grundlegende Rolle sie für die Reinigung des Blutes von Toxinen spielen. Die ausgefilterten Abfallstoffe werden im Urin ausgeschieden, der zuerst in die Blase geleitet wird, bevor der Körper ihn entsorgt.

## Gut zu wissen

Die Nieren scheiden täglich Urin aus. Normalerweise besteht dieser aus 95 Prozent Wasser und 5 Prozent Giftstoffen und Stoffwechselendprodukten. Die Filtration vollzieht sich durch den unterschiedlichen Druck beiderseits der Nierenfilter. Wenn der Blutdruck steigt, intensiviert sich die Filtration. Das erklärt, warum Lampenfieber und Kaffee die Harnausscheidung (Diurese) steigern.

Die Nieren sorgen auch dafür, dass das Blutvolumen stabil bleibt (ca. 5 Liter). Nun steigt dieses Volumen an, wenn wir viel trinken. Die Nieren normalisieren es wieder, indem sie die Harnausscheidung erhöhen.

Die Nieren sollten täglich 1,5 Liter Urin ausscheiden, der gelb sein und einen leichten Geruch haben sollte. Dazu sind normalerweise fünf bis sechs Blasenentleerungen erforderlich. Wird diese Urinmenge nicht erreicht, verbleiben nicht ausgeschiedene Toxine im Körper. Ist das bei dir der Fall?

## WIE GUT ARBEITEN MEINE NIEREN?

*Beantworte die verschiedenen Fragen mithilfe der Auswertungstabelle der ersten Woche (siehe S. 28), indem du die entsprechende Spalte ankreuzt:*

| | Ja | Nein |
|---|---|---|
| *Zahl der Blasenentleerungen pro Tag: 5 oder mehr* | ☐ | ☐ |
| *Literanzahl: 1,5 Liter oder mehr* | ☐ | ☐ |
| *Farbe: gelb* | ☐ | ☐ |
| *Geruch: vorhanden* | ☐ | ☐ |

### *Auswertung*

**3 oder mehr Ja-Antworten:**

*Deine Nieren arbeiten gut; dennoch solltest du die Reinigung der Nieren durchführen, um den Organismus zu entgiften.*

**2 oder mehr Nein-Antworten:**

*Deine Nieren sind schwach; sie sollten unbedingt stimuliert werden, damit sie sich von Abfallstoffen reinigen, die sich in ihnen festgesetzt haben, und damit sich die verzögerte Ausscheidung wieder normalisiert.*

## WIE STIMULIERE ICH MEINE NIEREN?

Viel trinken bewirkt, dass die Nieren mehr Harn ausscheiden. Doch damit die Giftstoffkonzentration des Harns hoch ist, ist es sinnvoll, Heilpflanzen einzunehmen. Ihre aktiven Substanzen regen die Nieren nämlich dazu an, dem Blut mehr Toxine zu entziehen, als sie es normalerweise tun. Der Harn ist dann konzentrierter, was einer höheren Ausscheidung von Abfallstoffen entspricht. So werden nicht nur die Toxine ausgeschieden, die täglich entsorgt werden müssen, sondern auch zusätzliche Giftstoffe. Das Körpermilieu reinigt sich dadurch schneller, was das Ziel der Entgiftungskur ist.

## Welche Pflanzen benutze ich?

Heilpflanzen für die Nieren heißen Diuretika. Die meistempfohlenen Heilpflanzen sind Birke, Heidekraut, Echte Bärentraube und Gemeine Goldrute *(Solidago)*.

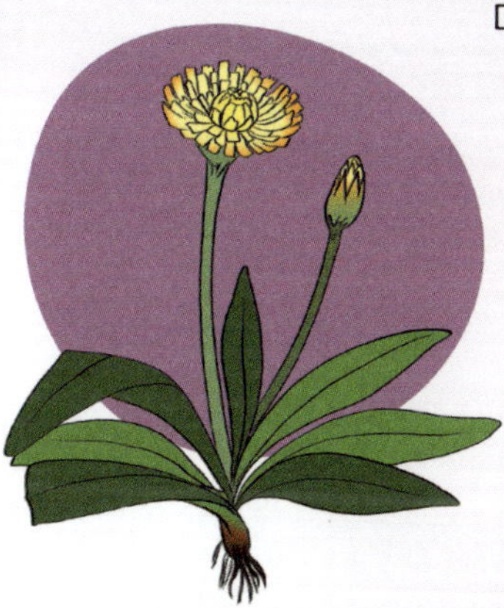

HIERACIUM PILOSELLA

Ich schlage dir eine Pflanze vor, deren diuretische Wirkung erst vor kurzem entdeckt wurde: das kleine Habichtskraut *(Hieracium pilosella)*. Es ist eine kleine Bergpflanze mit gelben Blüten. Eine frisch zu Urtinktur verarbeitete Pflanze ergibt ein wirksames Diuretikum mit desinfizierenden Eigenschaften. Daher wird sie oft bei Blasenentzündung verwendet.

### Dosierung

Von der Habichtskraut-Urtinktur werden dreimal täglich vor den Mahlzeiten 20 bis 50 Tropfen eingenommen. Die Dosierung ist individuell unterschiedlich. Eine zu geringe Dosis bewirkt keine Änderung der Harnausscheidung. Eine zu hohe Dosis führt dazu, dass man zu häufig auf die Toilette gehen muss, was ermüdet und die Harnröhrenschleimhaut reizt. Bei der richtigen Dosierung scheidest du mehr Harn aus als gewöhnlich, lässt etwas häufiger Wasser, und Farbe und Geruch des Harns verstärken sich ein bisschen.

Beginne mit 3 x 20 Tropfen pro Tag und steigere die Zahl der Tropfen von Tag zu Tag: 3 x 30, 3 x 40 ..., bis du die richtige Dosis gefunden hast.

Die folgende Tabelle hilft dir dabei, die richtige Dosierung zu finden:

| **Pflanze Kleines Habichtskraut** | *Wie oft eingenommen?* | *Wie viele Tropfen?* | *Wie viele Blasenentleerungen?* | *Farbe* | *Geruch* |
|---|---|---|---|---|---|
| *1. Tag* | | | | | |
| *2. Tag* | | | | | |
| *3. Tag* | | | | | |
| *4. Tag* | | | | | |
| *5. Tag* | | | | | |
| *6. Tag* | | | | | |
| *7. Tag* | | | | | |

## Mehr über die Nieren erfahren

Die Nieren liegen zu beiden Seiten der Wirbelsäule auf Höhe der unteren Brustwirbel und der oberen Lendenwirbel. Sie werden nahezu vollständig von den Rippen geschützt. Es sind kleine Organe: Sie sind 12 Zentimeter lang und sechs Zentimeter breit, also etwa faustgroß, und wiegen ca. 150 Gramm (zehnmal weniger als die Leber).

Trotz ihrer geringen Größe sorgen die Nieren wirksam für eine Entgiftung des Blutes. Jede Niere enthält ungefähr eine Million Glomeruli (Gefäßknäuel), Filter, die das Blut reinigen. Im Vergleich zur Größe des Organs ist der Durchmesser der Arterie, die das Blut zu den Nieren leitet, mit 8 Millimeter vergleichsweise groß. Der Blutdurchfluss der Nieren ist daher hoch: zwischen 1700 und 1800 Liter Blut in 24 Stunden!

Die von den Nieren gefilterten Abfallstoffe werden mit Flüssigkeit – Urin – verdünnt. Dieser wird zur Blase geleitet, die dann die Ausscheidung übernimmt. Urin besteht zu 95 Prozent aus Wasser und zu 5 Prozent aus Abfallstoffen. Es werden hauptsächlich Abbauprodukte des Eiweißstoffwechsels (Harnstoff, Harnsäure ...) und überschüssige Mineralien von den Nieren ausgefiltert. Ist die Giftstoffkonzentration im Urin sehr hoch und die Harnausscheidung zu gering, dann können bestimmte Abfallstoffe niederschlagen und Nieren- und Blasensteine bilden. Doch eine Ausscheidungsschwäche der Nieren bringt noch einen weiteren wichtigen Nachteil mit sich: Der Organismus wird vergiftet. Da die Nieren mit der Menge der Abfallstoffe überfordert sind, filtern sie diese nicht vollständig aus dem Blut heraus; die Toxine verbleiben also im Organismus.

### Ziel

Ich finde heraus, welche Dosierung von Habichtskraut-Urtinktur für mich geeignet ist, und behalte sie die ganze Woche lang bei.

## KURZER CHECK-UP

Hier schreibe ich auf, welche Auswirkungen ich bemerkt habe, nachdem ich eine Woche lang Habichtskraut eingenommen habe:

2.
Woche

# Ich verstärke die Ausscheidung von Giftstoffen durch Schwitzen

In der vergangenen Woche hast du mit Schwitzbädern begonnen, mit denen du fortfahren solltest. Zwei Bäder in der Woche sind ideal, mehr wäre zu anstrengend und daher nicht gesund.

Um die Ausscheidung von Toxinen durch Schwitzen noch zu verstärken, kannst du ergänzend zu den Bädern zweierlei tun:

**Tipp 1:** Kurz vor dem Schwitzbad viel trinken. Denn je mehr Wasser dem Körper zur Verfügung steht, umso mehr kann er schwitzen. Die 2,5 Liter Wasser, die du täglich wegen der parallel durchgeführten Wasserkur trinkst, machen bereits einen Gutteil aus. Doch um sicherzugehen, dass dein Körper über ausreichend Flüssigkeit für die eigentliche Schwitzsitzung verfügt, ist es sinnvoll, in den Stunden, die dem Bad unmittelbar vorausgehen, besonders ausgiebig zu trinken.

**Tipp 2:** Sogenannte schweißtreibende Heilpflanzen einnehmen. Diese Pflanzen wirken solcherart auf die Schweißdrüsen, dass die Filtration der Giftstoffe aus dem Blut intensiviert wird. Der Schweiß enthält dadurch viel mehr Abfallstoffe. Tees aus diesen Pflanzen (erhältlich in Apotheken, Beispiele siehe rechts) solltest du nur an den Tagen trinken, an denen ein Schwitzbad vorgesehen ist. Falls du allerdings zu den Personen gehörst, die kaum oder gar nicht schwitzen können, kannst du diese Tees auch täglich trinken – Holunderblüten ergeben zum Beispiel ein sehr schmackhaftes Getränk.

## Holunder:

Übergieße zwei Teelöffel getrocknete Holunderblüten mit 250 Milliliter kochendem Wasser. Zehn Minuten ziehen lassen, dann abseihen. Bis zu vier Tassen über den Tag verteilt trinken, die letzte kurz vor dem Baden.

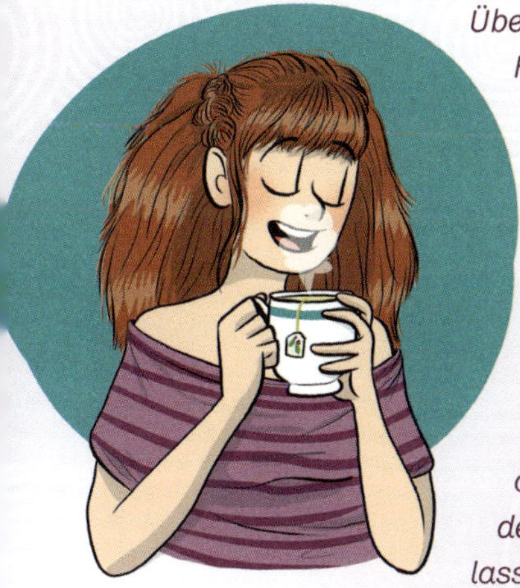

## Wildes Stiefmütterchen:

Übergieße einen Teelöffel Stiefmütterchenkraut mit 250 Milliliter kochendem Wasser. Fünf Minuten ziehen lassen, dann abseihen. Nicht mehr als drei Tassen über den Tag verteilt trinken, die letzte kurz vor dem Baden.

### ZIELE

- Ich nehme weiterhin zweimal wöchentlich ein Schwitzbad.
- Vor dem Baden trinke ich ausgiebig.
- Ich trinke schweißtreibenden Kräutertee, um die Ausscheidung der Toxine zu fördern.

## Kurzer Check-up

Hier schreibe ich auf, wie sich die Bäder in Verbindung mit den schweißtreibenden Tees ausgewirkt haben.

# Ich beginne eine Diät

Für diese zweite Woche des Entgiftens schlage ich dir eine Diät vor, die es dir ermöglicht, mit geringem Aufwand die Zufuhr und Produktion von Giften zu verringern. Es handelt sich um eine leicht zu befolgende, sehr wirksame Diät: Trennkost. Sie besteht darin, alles zu essen – ohne sich etwas zu versagen –, aber nicht alles gleichzeitig. Trennen, also bestimmte Lebensmittel bei einer Mahlzeit nicht zusammen zu essen, beschleunigt die Verdauung und verringert die Zeit der Resorption. Der Körper erhält auf diese Weise weniger Nährstoffe, die sich in Toxine verwandeln könnten. Da er weniger gut ernährt wird, schöpft er aus seinen Reserven. Überdies wird durch eine bessere Verdauung Darmgärung vermieden, die zahlreiche Gifte produziert; dementsprechend wird die Belastung vermindert.

In der vereinfachten Version geht es bei der Trennkost darum, dass Eiweiße und Kohlenhydrate niemals bei derselben Mahlzeit verzehrt werden. Konkret stellt sich die Trennkost so dar:

## Trennkost – praktische Durchführung

### Frühstück:

- *Entweder: frische oder getrocknete Früchte*
- *Oder: Brot oder Zwieback mit Honig*

### Mittagessen:

- *1 eiweißhaltiges Lebensmittel (wahlweise Fleisch, Fisch, Käse oder Ei) + gekochtes Gemüse + Salat*

Man kann problemlos die eiweißhaltigen Lebensmittel des Mittagessens und die Kohlenhydrate des Abendessens vertauschen.

## *Abendessen:*

- *1 kohlenhydrathaltiges Lebensmittel (wahlweise Kartoffeln, Reis, Nudeln ...) + gekochtes Gemüse + Salat*

- *Die Zwischenmahlzeiten um neun Uhr und 16 Uhr bestehen aus einem einzigen Lebensmittel. Zur Wahl stehen eine Frucht, ein Joghurt, Zwieback, Nüsse ...*

### Hinweis

Die Diät ist wirksamer, als man zunächst meint. Bei »gut gepolsterten« Personen mit langsamem Stoffwechsel äußert sich das in einer willkommenen Gewichtsabnahme. Schlanke, langgliedrige Menschen mit schnellem Stoffwechsel hingegen verlieren mitunter zu schnell und zu viel Gewicht, was einen starken Verlust an Vitalität und Lebensfreude nach sich zieht. Sollte das bei dir der Fall sein, dann unterbrich die Trennkostdiät oder mach sie nur jeden zweiten Tag.

### ZIEL

Ich mache eine Trennkostdiät.

## Mehr erfahren

**Entgiftung und Heilkrisen**

Bei Entgiftungskuren scheidet der Organismus viele Abfallstoffe aus. Diese Ausscheidungen nehmen mitunter heftige Formen an, die als Heilkrisen oder Entgiftungskrisen bezeichnet werden. So sprießen beispielsweise Pickel wie bei Akne, oder die Haut nässt wie bei bestimmten Ekzemen; die Atemwege können verschleimen wie bei einer Bronchitis, die Nase läuft wie bei Schnupfen oder ist verstopft wie bei einer Nebenhöhlenentzündung, die Gelenke schmerzen usw. Was sind Heilkrisen?

Der Organismus versucht fortwährend, sich von Toxinen zu befreien, indem er sie durch die Ausscheidungsorgane hinausbefördert. Wenn diese jedoch überlastet sind und das Blut zu viele Abfallstoffe enthält, dann schiebt der Körper die Giftstoffe als letzten Ausweg ins Innere des Organismus, in die tieferen Gewebe.

Diese widernatürliche Situation der Selbstvergiftung kann jedoch nur vorübergehend sein, denn sie gefährdet die Zellen: Sie bewirkt, dass diese nicht mehr richtig funktionieren. Der Körper wartet daher auf die erste Gelegenheit, die Toxine aus der Tiefe wieder freizusetzen und nach außen abzuleiten. Gelegenheit dazu hat er jedes Mal, wenn die Menge der Giftstoffe an der Oberfläche abnimmt. Bei einer Entgiftungskur ist diese Voraussetzung gegeben, denn die Ausscheidungsorgane arbeiten intensiv.

Da der Platz, den die Toxine an der Oberfläche eingenommen hatten, nun frei ist, können die in den tieferen Geweben eingelagerten Giftstoffe nun herauskommen. Das tun sie mitunter massiv und ganz plötzlich – so kommt es zu den sogenannten Heilkrisen. Die im Begriff »Heilkrise« enthaltene Vorstellung des »Heilens« zeigt, dass solche Krisen den Weg zur Gesundheit fördern und den Körper von vielen Toxinen befreien. Sie sind also nützlich. Obwohl sie sehr heftig sind, sollte man sie nicht unterbinden. Im Allgemeinen dauern sie nur einen oder zwei Tage. Sind sie jedoch schwer zu ertragen oder halten länger an, müssen sie gestoppt werden. Das erreicht man, indem man die Anwendung von Drainagemitteln (Pflanzen, Schwitzbädern …) und eine etwaige Diät unterbricht. Das bewirkt, dass die Ausscheidungsorgane ihre Aktivität mindern und die Freisetzung der Toxine aus den tieferen Geweben gebremst wird. Außerdem ist es sinnvoll, wieder mehr zu essen, denn Nahrungsaufnahme beansprucht die Kräfte des Körpers auf der Ebene der Verdauung, sodass er auf der Ausscheidungsebene weniger aktiv ist.

## Kurzer Check-up

Hier schreibe ich auf, was während meiner Trennkostdiät geschieht: Gewichtsveränderungen, verspürte Energie, allgemeine Empfindungen ...

2.
Woche

# 3. WOCHE

# MONODIÄT UND SALZ-REDUKTION

In dieser Woche setzt du das Ausleiten der Gifte für bestimmte Ausscheidungsorgane mit neuen Drainagemitteln fort. Du lernst zwei neue Methoden kennen, die die Entgiftung verstärken: Zum einen zwei Monodiät-Tage, um deinen Körper dazu zu bringen, die Toxine, die sich in den tieferen Geweben festgesetzt haben, durch Autolyse zu beseitigen. Zum anderen empfehle ich dir, mineralstoffarmes Wasser zu trinken, denn solches Wasser nimmt bei der Ausscheidung leichter Giftstoffe in sich auf. Außerdem solltest du deinen Salzkonsum senken, denn das erleichtert die Ausscheidung organischer Flüssigkeiten und der in ihnen enthaltenen Toxine.

## Was ich kaufen muss:

- 1 Päckchen Leinsamen
- 1 Wärmflasche
- 1 Massagehandschuh oder eine Massagebürste
- Mineralstoffarmes Wasser

# Ich ersetze Flohsamen durch Leinsamen

Für diese dritte Woche der Darmreinigung möchte ich dir vorschlagen, dass du Flohsamen durch ein anderes Drainagemittel ersetzt: Leinsamen. So kannst du eine andere Methode zur Verdauungsanregung entdecken.

Leinsamen sind zwei bis drei Millimeter lang, länglich, dunkelbraun, glänzend und glatt. Ihr Gehalt an Ballaststoffen – 27 Prozent – ist niedriger als der des Flohsamens, doch er gehört trotz allem mit zu den besten Quellen. Im Kontakt mit Wasser wachsen Leinsamen auf das Fünffache ihrer Größe an! Außerdem bestehen Leinsamen zu 46 Prozent aus Öl. Dieses Öl »schmiert« den Stuhl im Darm und beschleunigt den Darmtransit.

Manche denken vielleicht, nach zwei Wochen Entgiftung und Entschlackung sei ihr Darm doch sicherlich leer und müsse nicht mehr weiter angeregt werden. Das stimmt nur zum Teil. Eine große Menge an Abfallstoffen hat den Dickdarm natürlich schon verlassen. Doch die Ablagerungen an den Darmwänden, die sich im Lauf der Zeit dort festgesetzt haben, sind immer noch da. Sie lösen sich nur ganz allmählich, wenn immer wieder viele Ballaststoffe den Darm durchqueren.

Es ist wichtig, dass die Schlacken vollständig von den Darmwänden abgetragen werden. Abfallstoffe, die sich im Gewebe befinden, gelangen durch die Darmschleimhaut in den Darmkanal – den Innenraum des Darms – und werden anschließend mit dem Stuhl ausgeschieden. Diese Möglichkeit zu entgiften wird vom Körper umso mehr genutzt, wenn der Darm leer und die Darmwand sauber ist.

## Dosierung von Leinsamen

*Nimm dreimal einen Teelöffel Leinsamen pro Tag ein. Es gibt drei Arten, wie er eingenommen werden kann:*

*1. Leinsamen in etwas Wasser geben und das Ganze trinken. Um sicherzugehen, dass die Körner richtig aufquellen, unmittelbar danach noch ein ganzes Glas Wasser (300 Milliliter) trinken.*

*2. Leinsamen können auch Speisen hinzugefügt werden: Joghurt, Salatsoße, Obstsalat, Apfelmus, Müsli ...*

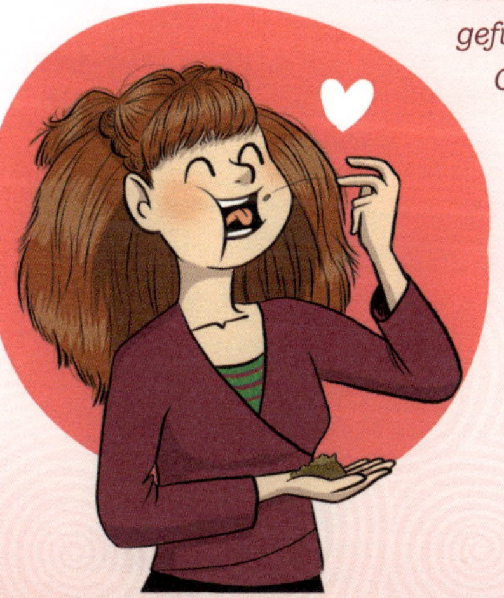

*3. Statt die Leinsamenkörner einfach zu schlucken, kann man sie auch kauen – so kommt man in den Genuss ihres Geschmacks. Zwischendurch ein großes Glas Wasser trinken (300 Milliliter).*

*Nimm die empfohlene Menge an Leinsamen über den Tag verteilt, damit du nicht zu viele Körner auf einmal kauen musst. Beim Kauen merkst du, dass der Kontakt der Körner mit Wasser – hier mit dem Speichel – eine gelartige Masse erzeugt.*

### EMPFEHLUNG

Nach jeder Einnahme ein großes Glas Wasser trinken, damit die Körner maximal aufquellen und in den unteren Teil des Verdauungstrakts wandern können.

### ZIEL

Ich nehme während der ganzen Woche Leinsamen ein.

### KURZER CHECK-UP

Hier schreibe ich auf, welche Wirkung Leinsamen auf mich haben, und vergleiche sie mit der Wirkung von Faulbaum und Flohsamen.

. . . . . . . . . . . . . . . . . . . . . . . . . . . . . . . . . . . . . . . . . . . . .

. . . . . . . . . . . . . . . . . . . . . . . . . . . . . . . . . . . . . . . . . . . . .

. . . . . . . . . . . . . . . . . . . . . . . . . . . . . . . . . . . . . . . . . . . . .

. . . . . . . . . . . . . . . . . . . . . . . . . . . . . . . . . . . . . . . . . . . . .

. . . . . . . . . . . . . . . . . . . . . . . . . . . . . . . . . . . . . . . . . . . . .

. . . . . . . . . . . . . . . . . . . . . . . . . . . . . . . . . . . . . . . . . . . . .

. . . . . . . . . . . . . . . . . . . . . . . . . . . . . . . . . . . . . . . . . . . . .

. . . . . . . . . . . . . . . . . . . . . . . . . . . . . . . . . . . . . . . . . . . . .

3.
WOCHE

# Für meine Leber

## Die Wärmflasche

Die Drainage der Leber, die du gerade eine Woche lang durchgeführt hast, hat sie bereits gut von belastenden Toxinen gereinigt und dafür gesorgt, dass mehr Giftstoffe aus dem Blut ausgefiltert worden sind. Um eine tief gehende Wirkung zu erzielen, solltest du Löwenzahn dennoch weiterhin dreimal täglich einnehmen.
Eine ergänzende und sehr angenehme Methode, die Arbeit der Leber zu verstärken, ist die Wärmflasche.

## Die Wärmflasche - Anwendung

*Warum wirkt die Hitze der Wärmflasche auf die Leber?*

*Die Leber ist ein Organ, das bei einer Temperatur von 39 – 41 °C arbeitet. Diese Temperatur ist höher als die des restlichen Körpers. Sie wird durch die intensive Arbeit der Leber erzeugt und hilft ihr jedoch auch, aktiver zu arbeiten, da Wärme den Stoffwechsel beschleunigt.*

*Bei Kälte verlangsamt sich die Durchblutung in den Leberkapillaren, was die Blutfiltration mindert. Infolgedessen wird weniger Galle produziert und ausgeschieden. Wärmezufuhr hat den gegenteiligen Effekt:*

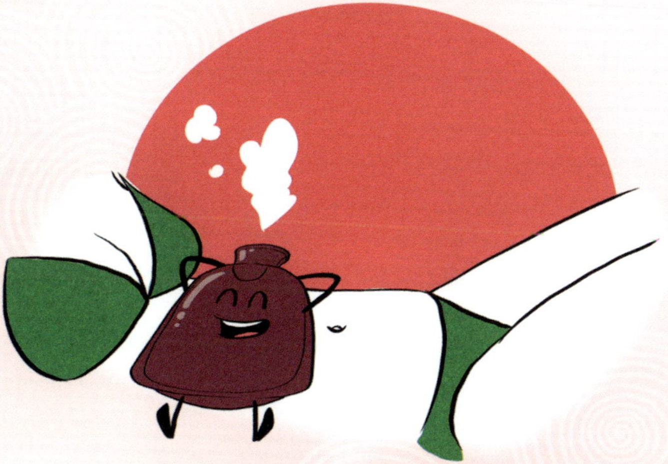

*Die Durchblutung der Leber wird angeregt und die Filtration von Abfallstoffen intensiviert. Die Tatsache, dass die Leber genügend Wärme benötigt, kann in der Therapie genutzt werden.*

*Durch das Aufwärmen mit einer Wärmflasche unterstützt man die Leber nicht nur darin, gut zu funktionieren, sondern beschleunigt sie sogar in ihrer Arbeit. So entgiftet sie den Körper noch mehr, indem sie viel mit Toxinen belastete Gallenflüssigkeit ausscheidet. Obwohl das Verfahren so einfach ist, wird dieses ausgezeichnete Mittel zum Reinigen der Leber zu oft vernachlässigt.*

# Wie wird sie benutzt?

*Fülle die Wärmflasche mit heißem Leitungswasser. Das Wasser aus dem Hahn sollte so heiß wie möglich sein (+/- 60 °C). Nimm kein kochendes Wasser, das im Wasserkocher erhitzt wurde, denn es hat eine zu hohe Temperatur (100 °C). Schraube die Wärmflasche fest zu, damit das heiße Wasser nicht ausläuft und dich womöglich verbrüht.*

*Lege die Wärmflasche auf die Leber, also auf die rechte Bauchoberseite, etwa in der Mitte des Brustkorbs. Die Leber liegt zwar verborgen unterhalb des rechten Rippenbogens, aber die Hitze durchdringt das Gewebe und erreicht die Leber. Die Anwendung sollte eine gute halbe Stunde dauern und möglichst zweimal täglich durchgeführt werden. Am besten geeignet ist die Zeit nach den Mahlzeiten, wenn man sitzt und liest, und abends im Bett vor dem Einschlafen.*

## Kurzer Check-up

Hier schreibe ich auf, welche Auswirkungen ich bei der Anwendung der Wärmflasche bemerkt habe und wie sie sich mit der Einnahme von Löwenzahn ergänzt.

. . . . . . . . . . . . . . . . . . . . . . . . . . . . . . . . . . . .

. . . . . . . . . . . . . . . . . . . . . . . . . . . . . . . . . . . .

. . . . . . . . . . . . . . . . . . . . . . . . . . . . . . . . . . . .

. . . . . . . . . . . . . . . . . . . . . . . . . . . . . . . . . . . .

. . . . . . . . . . . . . . . . . . . . . . . . . . . . . . . . . . . .

. . . . . . . . . . . . . . . . . . . . . . . . . . . . . . . . . . . .

. . . . . . . . . . . . . . . . . . . . . . . . . . . . . . . . . . . .

. . . . . . . . . . . . . . . . . . . . . . . . . . . . . . . . . . . .

## ZIEL

• Ich nehme weiterhin Löwenzahn-Urtinktur ein.
• Ich lege ein- bis zweimal täglich eine halbe Stunde eine Wärmflasche auf meine Leber.

# Ich trinke mineralstoffarmes Wasser

Du trinkst jeden Tag 2,5 Liter, was der Ausscheidung von Toxinen wirklich zugutekommt. Der Entgiftungsprozess könnte jedoch noch dadurch intensiviert werden, dass du das Wasser, das du trinkst, sorgfältig auswählst. Manche Wasser nehmen nämlich Toxine besser auf als andere. Das sind die reinsten, die am wenigsten mineralisierten. Da sie außer Wasser nur wenig andere Substanzen enthalten, bieten sie mehr »Platz«, um Toxine aufzunehmen. Umgekehrt nimmt ein Wasser, das bereits eine hohe Konzentration an Mineralien hat, nicht mehr viele Fremdsubstanzen in sich auf, denn es ist schon »gesättigt«.

Das reinste Wasser findet sich unter den natürlichen Quellwassersorten, die in Flaschen verkauft werden. Mineralstoffarmes Wasser hat einen Mineralgehalt von unter 500 Milligramm pro Liter; bei sehr mineralarmem Wasser liegt der Wert bei unter 50 Milligramm pro Liter.

ZIEL

Der Mineralgehalt eines Wassers ist auf dem Flaschenetikett angegeben.

## Schwach mineralisierte Mineralwässer

*Die Tabelle rechts nennt dir einige Wassersorten mit geringem Mineralstoffgehalt. Sie sind nach dem Grad ihrer Mineralisierung in aufsteigender Reihenfolge geordnet.*

| **Deutschland** | **Gesamtmineralsalz-gehalt in mg/l** |
|---|---|
| *Bad Liebenwerda* | *95* |
| *Spreequell* | *110* |
| *Artesia Quelle* | *225,44* |
| *Vilsa, Bruchhausen-Vilsen* | *245,84* |
| *Hella* | *302* |
| *Altmühltaler* | *320* |
| *Lichtenauer, Lichtenau* | *385* |
| *Röhnsprudel* | *368,3* |
| *Krumbacher Mineralwasser* | *422,19* |
| *Abenstaler Quelle, Elsendorf* | *425* |
| *Adelholzener Alpenquellen, Siegsdorf* | *486* |
| *Hassia, Bad Vilbel* | *494* |
| **Österreich** | |
| *Gasteiner* | *185,51* |
| *Frankenmarkter* | *302,12* |
| **Schweiz** | |
| *Eden Dorénaz* | *181* |
| *Arkina Yverdon* | *347,5* |
| *Nendaz* | *410* |
| *San Clemente* | *495* |
| *Elmer Mineralwasser* | *497* |

## Kurzer Check-up

Ich schreibe auf, welche Wassersorten ich probiert habe und welche Detox-Effekte mir aufgefallen sind.

ZIEL

Ich trinke während der ganzen Woche 2,5 Liter mineralstoffarmes Wasser anstelle von Leitungswasser.

3. WOCHE

## Ich mache eine salzarme Diät

Isst du weniger Salz, steigert das die Ausscheidung von Toxinen. Die Giftstoffe befinden sich nämlich in der Umgebung und im Inneren deiner Zellen. Diese Umgebung ist flüssig. Nun ist es aber so, dass Flüssigkeit unter anderem durch Salz im Körper gebunden wird. Jedes Gramm Salz bindet 11 Gramm Wasser. Konsumiert man mehr Salz als nötig, dann speichert das überschüssige Salz zusätzliches Wasser im Gewebe. Dadurch bleibt jedoch nicht nur Wasser im Körper, sondern auch Toxine werden im Organismus zurückgehalten, denn Flüssigkeiten und das, was darin enthalten ist, werden schlecht ausgeschieden.

Das erklärt, warum man die Ausscheidung von überschüssigem Wasser – und damit auch die Ausscheidung von Giftstoffen – dadurch fördert, dass man für eine bestimmte Zeit weniger Salz isst oder es ganz weglässt.

## Durchführung der salzarmen Diät

Der Tagesbedarf an Salz liegt zwischen drei und fünf Gramm, doch heutzutage konsumieren wir durchschnittlich 12 bis 15 Gramm.

Das Salz, das wir aufnehmen, stammt zu einem Teil (2/5) daher, dass wir Speisen beim Kochen oder Essen salzen; zum größeren Teil jedoch verzehren wir das Salz, das den Lebensmitteln schon bei der Herstellung hinzugefügt wird. Die salzhaltigsten Lebensmittel sind:

| | **mg/100 g** |
|---|---|
| *Brot* | *500–650 mg* |
| *Käse* | *620–1100 mg* |
| *Fleisch- und Wurstwaren* | *160–2500 mg* |
| *Dörrfleisch, Trockenfleisch* | *4300 mg* |

Indem du die Zufuhr von Haushaltssalz und auch den Verzehr von salzreichen Lebensmitteln reduzierst, förderst du die Ausscheidung von Wasser und somit auch die von Toxinen. Diese Ausscheidung wird zudem dadurch begünstigt, dass das Wasser, das du diese Woche trinkst, mineralstoffarm ist.

**ZIEL**

- Ich nehme weiterhin Habichtskraut-Urtinktur ein.
- Ich reduziere meinen Salzkonsum.

## Kurzer Check-up

Hier schreibe ich auf, wie sich die Salzreduktion auf die Ausscheidungen und auf meinen Allgemeinzustand auswirkt: Tatkraft, Energie …

3.
WOCHE

# Ich beginne mit Trockenmassagen

Mit den vier Schwitzbädern, die du bislang durchgeführt hast, hat deine Haut »gelernt«, mehr Wasser abzugeben, und du schwitzt leichter und mehr. Setzt du diese Bäder noch weitere zwei Wochen fort, dann hast du am Ende nicht nur zahlreiche Toxine durch die Haut ausgeschieden, sondern auch dafür gesorgt, dass viele weitere aus den Tiefen des Gewebes an die Oberfläche gelangt sind, denn die Erweiterung der Blutgefäße durch die Hitze intensiviert die Durchblutung des Gewebes. Die solcherart freigesetzten Giftstoffe werden durch die Haut oder ein anderes Ausscheidungsorgan ausgestoßen.

Dass Schwitzbäder so wirksam sind, liegt an der Wärmezufuhr. Darum ist es auch nicht nötig, Heilkräuter als Badezusatz ins Wasser zu geben. Es ist aber auch nicht verboten. Geeignet sind zum Beispiel Lavendel zur Entspannung, Wacholder bei Gelenkproblemen, Kastanienextrakt für die Durchblutung, Eukalyptus für die Atemwege.

Regelmäßige heiße Bäder sorgen zwar dafür, dass die Haut sich umstellt, doch das kannst du noch durch ein Verfahren verstärken, das die Durchblutung der Haut und dadurch auch die Arbeit der Schweißdrüsen stark anregt: die Trockenmassage. Du kannst sie wahlweise mit einem Massagehandschuh oder einer Massagebürste durchführen. Diese Trockenmassage solltest du zusätzlich zu den Bädern und an einem anderen Zeitpunkt des Tages durchführen, zum Beispiel vor dem morgendlichen Duschen.

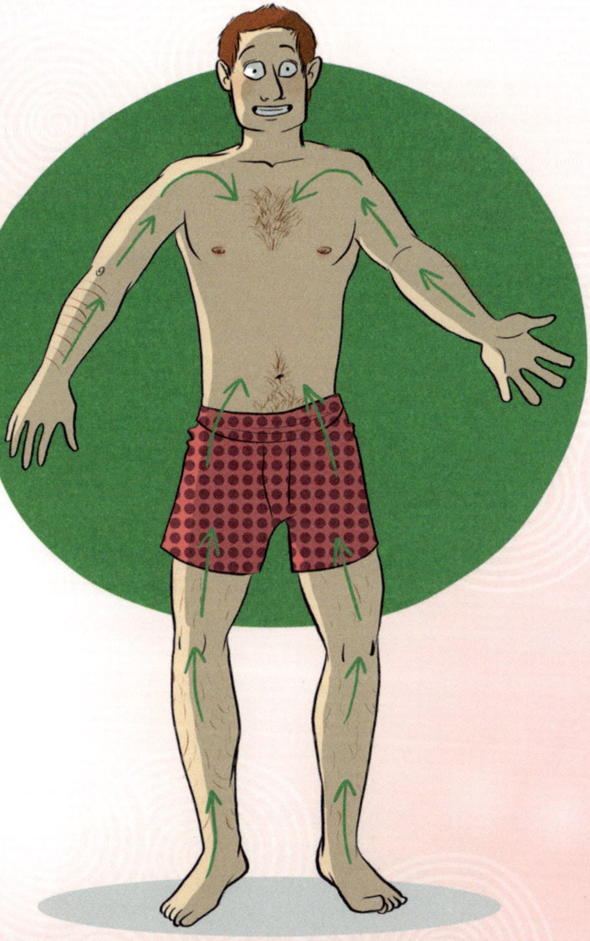

# Trockenmassage – die Anwendung

*Behandle morgens nach dem Aufstehen die Haut mit langen Strichen und leichtem Druck wie folgt:*
*Beginne am äußeren rechten Fuß und bürste nach oben in Richtung Rumpf, fahre anschließend am inneren rechten Fuß fort. Mach kreisende Bewegungen am Gesäß. Wechsle dann zum linken Bein.*
*Dann kommen die Arme dran: Beginne am rechten Handrücken und streiche die Arme außen bis zur Schulter hoch. Dann innen in gleicher Richtung. Jetzt folgt der linke Arm.*
*Streiche kreisförmig über den Bauch und die Brust.*
*Die Sitzung dauert mehrere Minuten. Mit zunehmender Gewöhnung kann das Reiben energischer ausgeführt werden; es vermittelt dir ein Gefühl des Wohlbefindens.*

*Trockenmassage bringt dich zwar nicht zum Schwitzen, belebt die Schweißdrüsen jedoch. Trockenmassagen befreien die Haut zudem auch von abgestorbenen Hautschüppchen, die auf diese Weise zusammen mit den in ihnen enthaltenen Toxinen verschwinden.*

**ZIELE**

- Ich setze die Schwitzbäder fort und trinke schweißtreibenden Tee.
- Ich mache jeden Morgen eine Trockenmassage.

## KURZER CHECK-UP

Hier schreibe ich auf, wie Trockenmassage auf mich wirkt – während der Massage und hinterher.

# Ich mache eine Monodiät

Diäten wirken nicht nur dadurch, dass sie die Toxinzufuhr verringern, sondern sie bringen auch einen Prozess in Gang, in dem die im Gewebe eingelagerten Abfallstoffe verbrannt werden.

Wegen der Ernährungseinschränkung bei einer Diät erhält der Körper nicht alle Nährstoffe (Proteine, Fettsäuren, Glukose ...), die er braucht, um zu funktionieren. Da er sie nicht von außen (durch Nahrung) erhält, sucht er sie im eigenen Gewebe mithilfe der sogenannten Autolyse. Autolyse ist eine Selbstauflösung des Gewebes durch Enzyme. Letztere handeln intelligent. Sie greifen nämlich nicht das nützlichste Gewebe an, wie zum Beispiel das Herz, sondern nur das weniger nützliche. Insbesondere und vor allem attackieren sie Toxine, die auf diese Weise aus dem Körpermilieu verschwinden.

Fasten löst die stärkste Autolyse aus, da die Einschränkung maximal ist: Es wird überhaupt nichts gegessen. Eine Diät, die nicht ganz so streng, doch ebenso wirksam ist, ist die Monodiät. Bei dieser Diät nimmt man den ganzen Tag, also zu allen Mahlzeiten und Zwischenmahlzeiten, nur ein Nahrungsmittel zu sich.

Für diese dritte Woche schlage ich dir vor, mit der Trennkost fortzufahren, und an zwei Tagen, die nicht aufeinander folgen sollten, eine Monodiät einzuschieben.

# Monodiät – die Durchführung

## 1. Tag:

*Wähle eine Sorte frisches oder getrocknetes Obst. Iss so viel davon, wie du willst, bei den Hauptmahlzeiten und als Imbiss – immer, wenn du das Bedürfnis danach hast. Iss das Obst entweder so, wie es ist, oder gerieben, gekocht, als Saft, aber immer ohne jegliches anderes Lebensmittel.*

## 2. Tag:

*Wähle eine Gemüsesorte. Iss so viel davon, wie du willst, bei den Hauptmahlzeiten und als Imbiss – immer, wenn du das Bedürfnis danach hast. Das Gemüse wird roh, gerieben, gekocht, als Suppe oder als Saft verzehrt.*

### Mehr erfahren

**Verschiedene Arten von Abfall- oder Giftstoffen**

Toxine kommen hauptsächlich aus der Nahrung.

- Bei Überernährung wird ein Teil der Nährstoffe nicht verwertet. Sie belasten sinnlos das Körpermilieu und können als Toxine betrachtet werden.
- Bei der normalen Nahrungsverwertung ergeben sich Abfallstoffe.
  - Stoffwechselendprodukte der Proteine (Eiweiße) sind Harnsäure, Harnstoff, Kreatinin, Oxalsäure.
  - Produkte des Fettstoffwechsels sind Cholesterin, gesättigte Fettsäuren, Azetoacetat (Acetessigsäure) und Beta-Hydroxybutirat.
  - Kohlenhydrate ergeben Pyruvat (Brenztraubensäure) und Milchsäure wie auch Rückstände schlecht abgebauter Kohlenhydrate.

- Bei schlechter Verdauung werden durch Gärungs- und Fäulnisprozesse im Darm Gifte erzeugt: Indol und Skatol.
- Toxine, die durch Aufputschmittel wie Tee, Kaffee, Kakao und Tabak zugeführt werden, sind Purine.

Außer den Abfallprodukten aus der Nahrung selbst, die »legitim« sind, gibt es eine Unmenge an Abfallstoffen, die nicht im biologischen Zyklus vorgesehen sind:

- Pflanzenschutzmittel: Insektizide, Unkrautvernichtungsmittel, Fungizide …
- Tierbehandlungen: Hormone, Medikamente, Antibiotika ...
- Nahrungsmittelzusätze: Farbstoffe, Bindemittel, Konservierungsmittel, Antioxidanzien …
- Alkohol, Drogen, Medikamente
- Luft-, Wasser- und Bodenverschmutzung

Und zu den Abfallstoffen, die ausgeschieden werden müssen, gehören auch:

- abgestorbene Zellen
- abgestorbene Mikroben

## Kurzer Check-up

Hier schreibe ich auf, wie die beiden Monodiättage verlaufen sind und wie ich mich hinterher fühle.

ZIELE

- Ich führe die Trennkostdiät fort.
- Ich schiebe zwei Monodiättage ein, die nicht aufeinander folgen.

## 4. WOCHE

# ICH ERNÄHRE MICH SCHAD-STOFFARM

In dieser letzten Kurwoche werden die vier Ausscheidungsorgane weiterhin durch verschiedene Ausleitungs- und Entgiftungsverfahren stimuliert. Durch die verschiedenen Mittel, die du angewandt hast, um sie zu unterstützen und ihre Arbeit anzuregen, sind sie nun richtig aktiviert. Es ist gut, sie die ganze Woche über voll zu beanspruchen, um den Körper noch von zahlreichen Toxinen zu befreien. Diese Woche wird auch die schadstoffarme Ernährung eingeführt. Es ist keine Diät, sondern eine Ernährung mit möglichst wenig Zufuhr an Giftstoffen. Du kannst sie über lange Zeit hinweg einhalten.

## Was ich kaufen muss:

- 1 bis 2 Päckchen getrocknete Pflaumen
- Mineralwasser für die Leber

## Ich ersetze Leinsamen durch Pflaumen

Stets mit dem Ziel, weitere Mittel zur Entgiftung über den Darm zu finden, schlage ich dir vor, die Einnahme von Leinsamen durch die einer abführenden Obstsorte zu ersetzen: Pflaumen.

Die Darmstimulation durch Pflaumen ist zum einen auf ihren Gehalt an Ballaststoffen zurückzuführen, aber vor allem auf ihren Sorbitgehalt (8 Prozent). Sorbit ist ein Zucker, der von unserem Körper nicht verdaut werden kann. Es wird nicht wie anderer Zucker resorbiert und verleiht Energie, sondern gelangt unverändert in den Dickdarm und bringt osmotische Prozesse in Gang, die das Wasser aus dem Gewebe in den Darm ziehen. Der Stuhl wird feucht und geschmeidig und kann leicht ausgeschieden werden.

## Verzehr der Pflaumen

*Häufig werden Trockenpflaumen verwendet, denn sie sind das ganze Jahr über verfügbar. Je nach Geschmack kannst du sie unverändert zu dir nehmen oder sie einige Stunden in einem Glas Wasser einweichen. Im letzteren Fall isst du die Pflaumen und trinkst den Saft. Die Tageszeit spielt keine Rolle, aber setze besser einen genauen Zeitpunkt fest, damit du nicht vergisst, die Pflaumen zu essen.*

*Zum Beispiel könnte das immer zum Frühstück, bei einer feststehenden Zwischenmahlzeit oder vor dem Schlafengehen sein.*

*Iss drei Pflaumen täglich, entweder morgens oder abends.*

## ANMERKUNGEN

Falls du keine Pflaumen magst: Weitere Obstsorten, die viel Sorbit enthalten, sind Birnen, Pfirsiche, Aprikosen und Äpfel – getrocknet, frisch oder als Saft.

## KURZER CHECK-UP

Ich schreibe hier die Auswirkungen des einwöchigen Verzehrs von Pflaumen auf und vergleiche sie mit den bisherigen Mitteln zur Entgiftung über den Darm.

## ZIEL

Ich esse die ganze Woche über getrocknete Pflaumen.

## Pflanzen für die Leber und Mineralwasser

Die Entgiftung des Organismus ist ein Prozess, der Zeit braucht. Ich empfehle dir daher, während der ganzen letzten Woche des Entgiftungsprogramms weiterhin Löwenzahn-Urtinktur einzunehmen und ein- bis zweimal täglich die Wärmflasche aufzulegen.

### Gut zu wissen

Wenn man regelmäßig eine Heilpflanze einnimmt, kann es vorkommen, dass der Körper sich an die Stimulation durch diese Pflanze gewöhnt und nicht mehr so stark darauf reagiert. Das führt zu einer geringeren Entgiftung. Ist das der Fall, dann muss die Dosierung angepasst und so lange erhöht werden, bis erneut die optimale Dosis erreicht wird. Eine andere Lösung besteht darin, die Heilpflanze zu wechseln. Weitere Pflanzen für die Leber sind: schwarzer Rettich, Artischocke, Gesegnete Distel …

### *Mineralwasser und die Leber*

Viele Mineralwassersorten haben wegen ihres Gehalts an Mineralien und Spurenelementen eine stimulierende Wirkung auf die Leber.
Wenn man sie regelmäßig trinkt, regt das die Leber dazu an, mehr Galle zu produzieren, was darauf hinausläuft, dass mehr Abfallstoffe ausgeschieden werden.

# Mineralwasser – wie viel davon trinken?

*Trink 1,5 Liter Mineralwasser über den ganzen Tag verteilt. Folgende Mineralwassersorten wirken durch ihren hohen Schwefelgehalt auch auf die Leber und sind im Handel erhältlich:*

- *Contrex*
- *Vittel*
- *Vichy Célestin*
- *San Pellegrino*

**ZIEL**

- Ich nehme weiterhin Löwenzahn ein und lege die Wärmflasche auf.
- Ich trinke zusätzlich 1,5 Liter Mineralwasser, das die Leber stimuliert.

## Kurzer Check-up

Hier schreibe ich auf, wie Mineralwasser zur Stimulation der Leber bei mir wirkt.

# Ich erhöhe meinen Wasserkonsum

Bislang zielte die Wasserkur darauf ab, die 2,5 Liter Wasser zu trinken, die der Körper braucht. In dieser letzten Kurwoche möchte ich dir vorschlagen, die Entgiftung durch Wasser zu intensivieren, indem du sehr viel mehr trinkst: 3 bis 3,5 Liter täglich. Diese beträchtliche Menge an Flüssigkeit wird nicht sofort ausgeschieden, sondern gelangt in das Gewebe und nimmt Toxine auf, bevor sie wieder aus dem Körper austritt. Die große »Durchspülung« des Gewebes, die daraus resultiert, reinigt den Organismus von Grund auf. Der Prozess ist derselbe wie bei einem blockierten Flussbett: Es wird von Blockaden freigeräumt, sobald reißende Wassermassen es durchströmen.

## Kurzer Check-up

Ich schreibe hier auf, wie es sich ausgewirkt hat, als ich 3 bis 3,5 Liter am Tag getrunken habe.

. . . . . . . . . . . . . . . . . . . . . . . . . . . . . . . . . . . .

. . . . . . . . . . . . . . . . . . . . . . . . . . . . . . . . . . . .

. . . . . . . . . . . . . . . . . . . . . . . . . . . . . . . . . . . .

. . . . . . . . . . . . . . . . . . . . . . . . . . . . . . . . . . . .

. . . . . . . . . . . . . . . . . . . . . . . . . . . . . . . . . . . .

. . . . . . . . . . . . . . . . . . . . . . . . . . . . . . . . . . . .

. . . . . . . . . . . . . . . . . . . . . . . . . . . . . . . . . . . .

. . . . . . . . . . . . . . . . . . . . . . . . . . . . . . . . . . . .

. . . . . . . . . . . . . . . . . . . . . . . . . . . . . . . . . . . .

. . . . . . . . . . . . . . . . . . . . . . . . . . . . . . . . . . . .

. . . . . . . . . . . . . . . . . . . . . . . . . . . . . . . . . . . .

ZIEL

Ich trinke 3 bis 3,5 Liter am Tag, davon 1,5 Liter Wasser, das auf die Leber wirkt.

## Ich nehme weiterhin Habichtskraut ein

In dieser Woche gibt es zur Stimulation der Nieren nichts weiter zu tun, als weiterhin Habichtskraut-Urtinktur einzunehmen. Die Wirkung wird dadurch verstärkt, dass du 3 bis 3,5 Liter trinkst, darunter Wasser zur Anregung der Leber, das bei manchen auch eine harntreibende Funktion hat.

### Kurzer Check-up

Hier schreibe ich auf, welche Auswirkungen ich spüre:

. . . . . . . . . . . . . . . . . . . . . . . . . . . . . . . . . . . . . . . . . . . . . . . . . . . .

ZIEL

Ich nehme weiterhin Habichtskraut-Urtinktur ein.

# Ich bewege mich viel

Über die Haut wird entgiftet, indem man sie durch Wärme zum Schwitzen bringt. Diese Wärme kann entweder von außen zugeführt werden wie bei Schwitzbädern, in der Sauna oder in einem Hamam; sie kann aber auch aus dem Körperinneren kommen, als Ergebnis körperlicher Anstrengung.

Bei sportlicher Betätigung bewirken die Muskelkontraktionen wie auch der schnellere Rhythmus des Atems und des Kreislaufs, dass der Blutkreislauf sich beschleunigt. So wird Wärme erzeugt. Die Körpertemperatur steigt an. Sie liegt nicht mehr bei 36,5 °C, sondern bei 37 °C, 38 °C oder darüber. Je intensiver die körperliche Anstrengung ist, umso höher ist die Körpertemperatur.

Der Schweiß, der bei körperlicher Aktivität gebildet wird, enthält mehr Toxine. Grund dafür sind die wiederholten Muskelkontraktionen. Sie bringen die Blutzirkulation im tiefen Gewebe in Schwung und sorgen dafür, dass Toxine mobilisiert werden. Diese werden aus dem Gewebe gelöst und freigesetzt. Der abgesonderte Schweiß enthält daher sehr viel mehr Giftstoffe.

Für diese vierte Entgiftungswoche möchte ich dir vorschlagen, zwei- oder dreimal körperlich aktiv zu sein, um richtig ins Schwitzen zu kommen. Die Art der körperlichen Betätigung sollte jeweils an die individuellen Möglichkeiten angepasst werden. Du solltest Spaß daran haben, damit das Ganze auch eine erholsame Seite hat. Je nach Geschmack kann es eine Sportart sein (Joggen, Tennis, Radfahren ...) oder eine andere Aktivität (Bergwandern, Wandern, Gärtnern, Tanzen ...).

## Ratschlag

Damit die Körpertemperatur leichter ansteigt und viel Schweiß gebildet wird, muss die erzeugte Wärme im Körper zurückgehalten werden. Dazu kann man sich etwas wärmer anziehen, mit Strumpfhose, Jogginganzug, Regenjacke usw.

Wenn du zu schwitzen beginnst, unterbrich die physische Aktivität nicht. Setze sie mehr oder weniger lange fort, je nachdem, wie ausdauernd du bist, um die Ausscheidung von Toxinen zu fördern. Achte aber immer auf deinen Kreislauf und überfordere dich nicht.

## Toxinausscheidung über die Lunge

Die Entgiftung der Lunge ist nicht Teil dieser Kur. Ich habe sie nicht mit einbezogen, weil die Lunge vor allem auf die Ausscheidung von Gasen spezialisiert ist. Die »festen« Abfallstoffe, die sie belasten, sind solche, die normalerweise über die Leber und den Darm ausgeschieden werden sollten. Leber und Darm werden aber bereits durch die in diesem Buch vorgestellte Entgiftungskur stark stimuliert. Die Lunge wird also indirekt von einem Teil ihrer Abfallstoffe gereinigt.

Für Personen, deren Atemwege immer noch blockiert sind, hier zwei Arten, Giftstoffe über die Lunge auszuleiten:

- Heftiges Atmen wie zum Beispiel beim Joggen oder bei einer Radtour mit flottem Tempo ist mit einem intensiven Ein- und Ausströmen der Luft verbunden, was das Ablösen und Ausscheiden von Schleim erleichtert.
- Sich so drei- oder viermal in der Woche zu bewegen reinigt die Bronchien.
- Heilpflanzen wie Thymian, Eukalyptus, Wegerich oder Huflattich haben die Eigenschaft, Verschleimungen der Atemwege zu lösen und Schleim zu verflüssigen; dadurch kann er besser ausgeschieden werden.
- Diese Pflanzen werden eine Woche lang eingenommen, und zwar als Tee (drei Tassen täglich).

## Kurzer Check-up

Hier schreibe ich auf, welche Auswirkungen es hat, wenn ich Sport treibe oder mich körperlich betätige, um zu schwitzen.

## ZIELE

- Ich lege zwei Tage fest, an denen ich mich intensiv bewege, um zu schwitzen.
- Wenn ich das Bedürfnis habe, setze ich die Schwitzbäder und die Einnahme von Heilpflanzen fort.

# Ich ernähre mich gesund

Die Abfallstoffe, von denen du deinen Körper befreien willst, sind das Ergebnis deiner bisherigen Ernährungsweise. Nach diesem Entgiftungsprogramm solltest du nicht wieder zu deinen alten Ernährungsgewohnheiten zurückkehren, sondern dich ab jetzt anders ernähren – gesünder. Das kannst du tun, indem du die Entgiftungskur dieser letzten Woche machst, aber auch, indem du dich im Anschluss daran schadstoffarm ernährst.

## Schadstoffarme Ernährung

Vereinfacht ausgedrückt, gibt es zwei Sorten Lebensmittel:

- Nahrungsmittel, die sehr viel Toxine erzeugen, wie Fleisch, Fisch, Käse, tierisches Fett, Hülsenfrüchte, Getreide und künstliche, industriell verarbeitete Nahrung, über die wir bereits gesprochen haben.
- Nahrungsmittel, die wenig Toxine erzeugen, wie frische und getrocknete Früchte, Nüsse, alles Gemüse, Kartoffeln und Esskastanien.

In der schadstoffarmen Ernährung ist kein Nahrungsmittel ausgeschlossen; es kommt auf die Mengen an, die man verzehrt: Die schadstoffarme Ernährung besteht zu etwa 70 Prozent aus Nahrungsmitteln, die wenig Toxine produzieren, und nur zu 30 Prozent aus toxinreicher Nahrung. Konkret bedeutet das, die große Grundlage der Mahlzeit sollte aus Gemüse, Blattsalaten und Kräutern bestehen, dazu kommt ein geringerer Anteil an stärkehaltigen Nahrungsmitteln wie Kartoffeln, Nudeln oder Reis sowie Fleisch oder Fisch.

## Beispiel für eine schadstoffarme Ernährung

| 7 h | 9 h | 12 h | 16 h | 19 h |
|---|---|---|---|---|
| **Entweder:** *Vollkornbrot + Butter + Honig* | *Trockenobst* | **Viel:** ➡ *grüner Salat und/oder rohes Gemüse* ➡ *gekochtes Gemüse und/oder leicht stärkehaltige Nahrungsmittel* | *Frisches Obst* | *wie um 12 Uhr* |
| **Oder:** *Vollkornflocken + Milch* | | **Mäßig:** ➡ *Nahrungsmittel mit hohem Stärkegehalt: Getreide oder Hülsenfrüchte* ➡ *tierische Proteine: Fleisch, Fisch, Eier oder Käse* | | |

**Getränke:** *Wasser, Kräutertee, Gemüse- und Obstsaft (mit Wasser verdünnt)*

**Zubereitungsart:** *geschmort, gedämpft, gedünstet ... nicht zu viel Fett, nicht zu heiß, mit hochwertigem (Bio-)Pflanzenöl (keine Butter)*

## Kurzer Check-up

Hier schreibe ich auf, wie ich mich nach einer Woche schadstoffarmer Ernährung fühle.

# ZUM SCHLUSS

Hier sind wir nun am Ende deiner vierwöchigen Entgiftungskur angelangt. In dieser Zeit haben sich die Ausscheidungsorgane deutlich von Toxinen gereinigt, die sie vorher belasteten. Dadurch konnten sie nun Giftstoffe aus dem Blut filtern. Sobald das Blut reiner war, haben sich die extrazellulären Flüssigkeiten von ihren Giften befreit und diese ins Blut abgegeben, das sie dann zu den Ausscheidungsorganen befördert hat. Und je mehr die extrazelluläre Flüssigkeit sich reinigte, umso besser konnten die Zellen ihre Toxine in sie abgeben, damit diese Giftstoffe zunächst ins Blut und dann zu den Ausscheidungsorganen transportiert wurden.

So hat sich dein Körper Tag für Tag von Toxinen befreit, die tief im Gewebe eingelagert waren. Das Körpermilieu hat sich zunehmend gereinigt. Du merkst es daran, dass du dich leichter fühlst, besser in Form bist. Selbst bestimmte gesundheitliche Beschwerden sind schwächer geworden oder sogar ganz verschwunden.

Da das Körpermilieu jetzt viel sauberer ist, wäre es schade, es durch die Rückkehr zu einer ungesunden Ernährung wieder zu verunreinigen. Darum endete diese Kur mit der Einführung einer schadstoffarmen Ernährung. Das Ziel ist, dich an eine Ernährungsweise heranzuführen, die dich weniger mit Giften belastet, damit du sie in deinem Alltag fortführen kannst.

Ein Monat der Reinigung und Ausleitung von Toxinen ist eine ausgezeichnete Entgiftungskur. Bei manchen bleiben jedoch immer noch Toxine übrig, die ausgeschieden werden müssen – sie sind im tiefen Gewebe eingelagert oder setzen sich wegen der Lebensweise der Betreffenden erneut dort fest. Es ist daher sinnvoll, in einigen Monaten noch einmal eine Entgiftungskur zu machen. Diese neue Kur kannst du entweder genauso durchführen wie diese oder entsprechend deinen Erfahrungen bei der jetzigen Kur abwandeln.

Gesundheit ist kein Zufall. Sie ist das Ergebnis unserer Bemühungen. Entgiften ist ein Weg, aktiv daran zu arbeiten – zur Vorbeugung wie zur Heilung.

## Coaching am Ende der Kur

Du hast bei dieser Entgiftungskur viele Erfahrungen gemacht. Einige waren angenehm, andere weniger, doch du hast dabei gelernt, besser zu erkennen, wie dein Körper funktioniert, und kennst nun verschiedene Entgiftungstechniken.

Deine Erfahrungen sind noch frisch – mach es dir zunutze und halte wichtige Punkte, die dir bei der nächsten Kur helfen könnten, schriftlich fest.

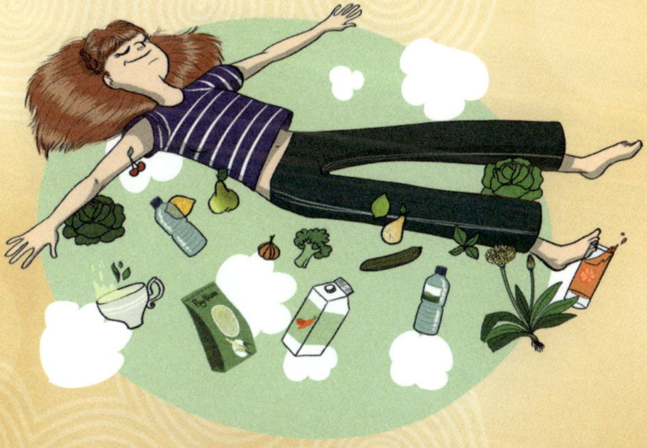

## KURZER CHECK-UP

- Ich schreibe auf, welche Entgiftungs- bzw. Ausleitungsverfahren bei mir am besten gewirkt haben (Pflanzen, Bäder, Mineralwasser, viel trinken …)

. . . . . . . . . . . . . . . . . . . . . . . . . . . . . . . . . . . . . . . . . . . . . . . . . . . . . .

. . . . . . . . . . . . . . . . . . . . . . . . . . . . . . . . . . . . . . . . . . . . . . . . . . . . . .

. . . . . . . . . . . . . . . . . . . . . . . . . . . . . . . . . . . . . . . . . . . . . . . . . . . . . .

- Ich schreibe auf, welches Ausscheidungsorgan am leichtesten stimulierbar ist und auf welches ich mich verlassen kann, wenn ich mich schnell von Toxinen befreien will.

. . . . . . . . . . . . . . . . . . . . . . . . . . . . . . . . . . . . . . . . . . . . . . . . . . . . . .

. . . . . . . . . . . . . . . . . . . . . . . . . . . . . . . . . . . . . . . . . . . . . . . . . . . . . .

. . . . . . . . . . . . . . . . . . . . . . . . . . . . . . . . . . . . . . . . . . . . . . . . . . . . . .

- Ich schreibe auf, an welchem Ausscheidungsorgan ich noch arbeiten muss, weil es offenbar am schwächsten ist.

. . . . . . . . . . . . . . . . . . . . . . . . . . . . . . . . . . . . . . . . . . . . . . . . . . . . . .

. . . . . . . . . . . . . . . . . . . . . . . . . . . . . . . . . . . . . . . . . . . . . . . . . . . . . .

. . . . . . . . . . . . . . . . . . . . . . . . . . . . . . . . . . . . . . . . . . . . . . . . . . . . . .

- Ich notiere die Maßnahmen bei der Ernährung, die bei mir besonders wirksam waren (Trennkost, Monodiät, Weglassen industriell verarbeiteter künstlicher Nahrung …)

. . . . . . . . . . . . . . . . . . . . . . . . . . . . . . . . . . . . . . . . . . . . . . . . . . . . . .

. . . . . . . . . . . . . . . . . . . . . . . . . . . . . . . . . . . . . . . . . . . . . . . . . . . . . .

. . . . . . . . . . . . . . . . . . . . . . . . . . . . . . . . . . . . . . . . . . . . . . . . . . . . . .

**Bücherempfehlungen**


**Breckwoldt, Michael:** *Der Selbstversorger Balkon. Frisch ernten und genießen*, BLV 2014

**Dahlke, Ruediger:** *Peace Food: Wie der Verzicht auf Fleisch und Milch Körper und Seele heilt*, Gräfe und Unzer 2011

**Gerlach, Hans:** *Kochen. So einfach geht´s. Das Grundkochbuch in 1000 Bildern*, Gräfe und Unzer 2013

**Gründel, Melanie:** *Detox. Das Rezeptbuch: Iss dich gesund*, Naumann & Göbel 2015

**Hildmann, Attila:** *Vegan für fit. Vegetarisch und cholesterinfrei zu einem neuen Lebensgefühl*, Becker Joest Volk 2012

**Lumira / Büttner, Elisabeth:** *Gesund und jung durch richtige Ernährung. Das Gesundheitsgeheimnis unserer Familie. Mit Rezepten aus der veganen und Raw-Food-Küche*, Trinity 2015

**Oliver, Jamie:** *Jamies 15-Minuten-Küche. Blitzschnell, gesund und superlecker*, Dorling Kindersley 2012

**Schinharl, Cornelia:** *Vegan Basics. Alles, was man braucht, um ohne tierische Produkte gut zu kochen*, Gräfe und Unzer 1999

**Schulte, Adrian, Dr. med.:** *Alles Scheiße!? Wenn der Darm zum Problem wird. Die Ursachen verstehen und richtig reagieren*, Scorpio 2016

**Spitzbart, Michael, Dr. med:** *Entschlüsseln Sie Ihren Gesundheitscode. Mit dem Minimumgesetz fit und vital ohne Chemie*, Scorpio 2015

**Staabs, Nicole:** *Detox: Das Kochbuch*, Gräfe und Unzer 2014

**Stone, Gene (Hg):** *Gabel statt Skalpell*, Scorpio 2013

# Mein ★ Wohlfühl-Coach ★

ISBN 978-3-95550-141-9

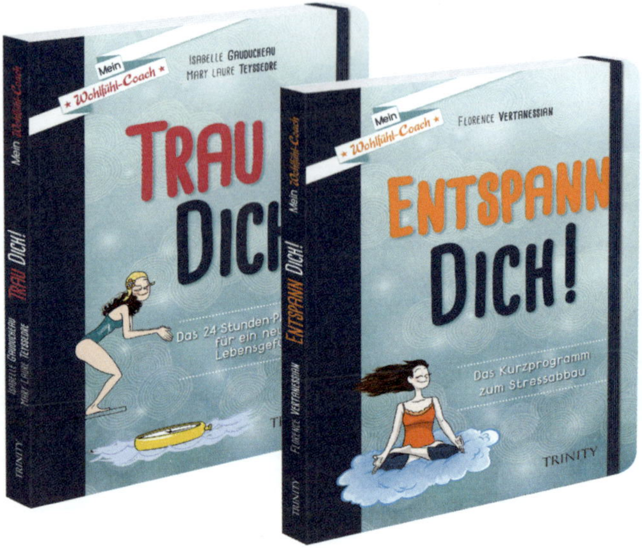


ISBN 978-3-95550-142-6

**Broschur in Moleskine®-Optik · durchgehend vierfarbig mit 21 Illustrationen · 128 Seiten**

**Tag für Tag zu mehr Lebensfreude:** Ist gerade die Zeit für eine Veränderung? Wenn du gute Vorsätze umsetzen willst oder vor einer größeren Herausforderung stehst, begleitet dich das Kurzprogramm von »Trau dich!« alltagsnah durch den Prozess. Vielleicht willst du aber auch mit wenig Zeitaufwand zu mehr Lebensqualität gelangen? Das praktische Kurzprogramm von »Entspann dich!« macht gute Laune und bietet jede Menge Entspannungsoasen für zwischendurch.